U0384935

睡个好觉

重塑自主睡眠

李海峰　戴瑞娜　主编

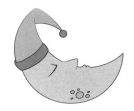

台海出版社

图书在版编目（CIP）数据

睡个好觉：重塑自主睡眠 / 李海峰，戴瑞娜主编
. -- 北京：台海出版社，2024.6
　　ISBN 978-7-5168-3884-6

　　Ⅰ.①睡… Ⅱ.①李… ②戴… Ⅲ.①睡眠—基本知
识 Ⅳ.① R338.63

中国国家版本馆 CIP 数据核字（2024）第 108833 号

睡个好觉：重塑自主睡眠

主　　编：李海峰　　戴瑞娜

出 版 人：薛　原
责任编辑：魏　敏

出版发行：台海出版社
地　　址：北京市东城区景山东街 20 号　　邮政编码：100009
电　　话：010-64041652（发行，邮购）
传　　真：010-84045799（总编室）
网　　址：www.taimeng.org.cn/thcbs/default.htm
E－mail：thcbs@126.com

经　　销：全国各地新华书店
印　　刷：三河市新毅彩色印刷有限公司
本书如有破损、缺页、装订错误，请与本社联系调换

开　　本：880 毫米 ×1230 毫米　　　1/32
字　　数：200 千字　　　　　　　印　　张：9.5
版　　次：2024 年 6 月第 1 版　　印　　次：2024 年 6 月第 1 次印刷
书　　号：ISBN 978-7-5168-3884-6

定　　价：69.80 元

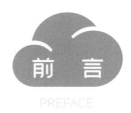

前 言

PREFACE

戴戴从合著作者到合著编者，只用了 2 个月。

戴戴是《友者生存 4》的 30 位联合作者中的一个，在参与线下课的时候，她分享了自己在做的睡眠科学项目。现场有十多位听众，当场就有 7 位伙伴表示很有兴趣跟着她学习。最后在我们大家的鼓励下，戴戴决定举办科学睡眠教练班，那 7 位伙伴里，其中 4 位为自己报名，2 位给太太报名，1 位给朋友报名。

然后戴戴又在自己的学员里招募，很快，一个小班就凑齐了。戴戴决定带着这些认证教练一起出书，于是就有了你眼前的这本书。

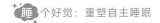

之所以能有这么多人从听 10 分钟的演讲到付款上万元跟随学习，一方面是因为睡眠这件事情的重要性，以及大家睡眠质量普遍不佳的现状；另一方面足以证明戴戴的功力扎实、积累深厚、影响力极佳。没有机会现场听戴戴分享的伙伴，可以在看这本书的过程中得到部分体验。

当然，每个人情况不同，再厉害的医生也无法用一副药方包治百病。不同的案例可以让读者从不同的角度得到适合自己的启发。书中有 33 位科学睡眠教练的文章，供读者阅读和参考。

我也分享一下我的读书笔记，作为你的"开胃小菜"，相信你一定会在这本书里得到很多收获。

戴瑞娜（脑科学博士戴戴）是幸福脑教育创始人，北师大脑科学博士、北大心理学博士后，专注解决个人情绪、睡眠、家庭关系问题。首创有觉察、不评判、在当下的正念自主睡眠法，从心理学和脑科学的角度，帮助人们拥有心情好、睡得香的能力。戴戴的愿望是带领 100 万中国家庭拥有幸福的能力。如果你也想成为一个播种幸福的小仙子，那就跟随戴戴一起，成为发光的小太阳，照亮他人，传递美好吧！

立明是正念幸福教练，她曾是一名失眠症患者，过去依赖药物才能勉强睡着。跟随戴戴老师学习之后，她时刻坚守有觉察、不评判、在当下的原则，坚持训练，慢慢恢复了自主睡眠，专注力、记忆力都得到了提升。她认为她"重生"的关键是找对了老师、用对了方法、肯下功夫，三者缺一不可。

Cici 是一名公务员，同时也是心理咨询师、正念幸福教练。她从怀孕后期开始出现睡眠问题，一直到孩子上小学也没能好转。通过学习，她找到了自己的情绪问题，让自己放松了下来。她了解了自己和家人的睡眠规律，学会了尊重彼此的睡眠习惯，不会再因为不懂而伤害家人。她希望每个人都能成为自己人生浪潮中自信并快乐的冲浪手。

海韵是会计师、正念幸福教练，通过正念睡眠训练，她让孩子睡得更香了，理解了伴侣的睡眠规律，自己也拥有了更好的睡眠。她认为一天的生活不是截然分开的，睡眠不仅是晚上的事情，找到睡不好的原因，把白天的情绪调整到位，晚上睡个好觉就会像云卷云舒、花开花落一样自然。

莫奇是心内科主任医师，也是一位正念幸福教练。她曾与老伴儿因为各自的睡眠规律不同而争执不断。通过学习，她了解了大脑有关睡眠的运作机制，也学会了用正念方法去看待和处理夫妻

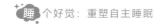

关系，学会了合理表达情绪。她认为，对待失眠，如果不学习新知识，不提升自己的认知，就会永远陷在误区的泥潭里不能自拔。

晓莫是贵州刺梨健康推广大使。她是一名乳腺癌中晚期术后患者，在治疗疾病的过程中，她失眠、抑郁、焦虑，曾想结束自己的生命。在戴戴训练营中学习后，她了解到调节情绪可以解决失眠问题，甚至可以改变命运。通过练习，她学会了允许一切应如是，相信未来会越来越好。现在，她拥有了一觉到天亮的好睡眠，成为全新的自己。

翟立美（优她）是正念幸福教练、心理咨询师、高考状元。她曾因工作压力而焦虑失眠，为缓解压力而不停地刷手机，刷完又后悔自责。学习自主睡眠课程后，她找到了情绪的根源，体会到允许和接纳的力量。她与自己和解，睡眠好了，人也精神了，整个生活开始进入正向循环。她说，原来放下手机可以这么简单！好好睡觉也不是什么难事！

赵莉是高校老师、职业规划师、心理咨询师。她在工作、生活很顺利的情况下，患上了失眠症，陷入自我怀疑之中。通过正念练习，她学会了觉察自己的情绪。她说，当我轻松了，能感知和照顾自己的需求，带着觉察活在当下，推己及人，也能更好地共情他人，兼顾各方的价值需求。

清思是骨外科医生、高级康复理疗师、正念幸福教练。女儿的突然厌学，唤醒了她的学习之路。她认识到自己的焦虑来自恐惧，而情绪没有好坏之分，只有合适不合适。她放下评判，看到孩子身上的闪光点，做到了觉察带来理解，理解带来和解。她说要接纳不能改变的，把劲儿用在自己身上，让自己变成太阳照亮女儿。

王宁是心理咨询师、家庭教育规划师。她非常重视孩子的教育，认为情绪引导得好，孩子会少走很多弯路，少踩很多坑。她为自己失眠的妈妈讲解有关睡眠的正确认知和调节方法，帮妈妈改善失眠。做家庭教育时，她教孩子们正确认识情绪、认识睡眠，从而更好地应对压力。她说，总有一些坚持，能让我们从一片苍茫的暗夜中，洞见万丈光芒。

心海是正念幸福教练、心理咨询师、执业药师。她经历了退休后的迷茫、父亲离世的打击，遇到戴戴老师后，她带着80多岁的母亲一起上课、学习、做练习。通过用正念改变情绪、理解孩子、倾听孩子，她和孩子的亲子关系也越来越融洽。她要做一个太阳，用自己的改变去点亮整个家庭。

陈雪芳是会算账、懂税务和财富规划的10年资深财税咨询师；GAMS认证教育规划师；会讲故事、读绘本的"90后"妈妈。通过学习，她带领全家觉察情绪、看见情绪，也带老公认识和尊重

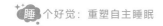

彼此不同的睡眠类型。她说，因为自己淋过雨，特别想为孩子撑把伞。她也希望能够用自己的所学，帮助更多人。

惠金国是业务经理，也是正念幸福教练。曾经的他长期被负面情绪困扰，容易焦虑和紧张。他意识到这种状态不能持续下去，开始通过阅读、学习和运动来改变自己。听了戴戴的课程后，他说受益于正念冥想练习，他的觉察力和专注力得到了极大的提升，睡眠状态也有了很大的改善。从此，他拥有了全新的生活方式和思考方式。

明朗是正念生活践行者、正念幸福教练。她曾陷入强烈的负面情绪中不能自拔，给自己和家人带来了伤害。她努力自救，参加了很多心理学课程，最后通过参加戴戴老师的训练营，发现原来所有的问题都有迹可循，自己曾经饱受原生家庭的影响。通过努力学习，明朗迎来了涅槃重生，彻底活出了自己，与家人的关系也变得亲密和谐。

美琳是北大博士、高校副教授，同时也是正念幸福教练。她曾在繁忙的工作和巨大的生活压力下，身心疲惫不堪，以为幸福已离她而去。经过情绪课程的学习，她改变和拯救了自己，心情慢慢变得愉快，开始感受到生活的美好，幸福感悄然降临。她坚信，一切问题，至少都会有三种以上的解决办法。

杨蕊是心理咨询师、NLP 执行师。她运用情绪调整的方法，从失去母亲的巨大悲痛中走出来，也学会了如何与家人更加和谐地相处。她说，通过一次次的正念练习，她认识到，她不仅是母亲的女儿，还是她自己。内心的力量让她更加有勇气去面对未来，活在当下。她希望能够用自己的经历及所学，更好地帮助小伙伴们。

阿来是一位二胎宝妈，也是某国企 HR、幸福正念践行者。阿来有着稳定的工作和收入，却因追求完美，常常焦虑、发脾气、做噩梦。通过学习，她对情绪有了正确的认知，开始接纳自己的焦虑易怒、纠结内耗，不再做情绪的牵线木偶，把有限的精力放在更重要的人和事上。她把正念运用到生活中，允许一切应如是，活出了松弛的人生。

黄金平是脊柱按摩师、正念生活实践者、正念幸福教练。她经历过弟弟意外离世、父母各自再婚、伴侣意外离世，独自抚养三个孩子的人生至暗时刻，反复做掉入深渊的噩梦。通过学习情绪管理，她认识到情绪没有对错之分，每一种情绪都有用。她对孩子的说教和吼叫变少了，噩梦消失了，可以一觉睡到天亮。她体会到了前所未有的平和和愉快。

冯春华是中小学高级教师、心理咨询师、正念幸福教练。儿子的厌学促使她考取了国家二级心理咨询师资格证书，然而在解决自己的问题时，她却是"心法不到位，方法用不对"。跌入了更深的低谷，她发现，原来所有的苦，居然都来自无知无觉。她说自己曾经淋过雨，因此特别想替他人撑把伞，希望深陷情绪泥潭的人们早一天上岸。

淡淡是一位宝妈、体制内管理者，也是一名正念践行者。她经历过原生家庭伤害，与家人的关系一度十分紧张，自己有孩子后，孩子也在经历老一辈的错误教育。她决心改变，主动与父母深度对话，勇敢挣脱原生家庭的"铁链子"，也让自己的孩子免受同样的伤害。她把自己的疗愈过程浓缩成一句话：解决问题的最好方法就是一切从自己开始。

蓝叶是正念幸福教练、家庭教育指导师、心理咨询师。她曾因情绪问题跟爱人关系紧张，也常常对孩子大吼大叫。被戴戴"改变认知，改变情绪"的理论深深吸引后，在学习的过程中，她坚持用文字记录自己的感受，看到了自己的问题，当能够理解自己之后，她也会站在孩子的角度去理解孩子。她成了更加成熟的妻子，更加理智的母亲。

宋桂琼（静待花开）是一名小学老师，任教30余年，当过多年班主任，她也是正念幸福教练、学习动力引导师。她拥有幸福的家庭，却在很长一段时间内感受不到快乐，情绪变差了，身体生病了，与女儿的关系也变得非常紧张。通过正念练习，她谨记对自己高要求，对别人零要求。她学会了认识情绪、表达情绪、管理情绪、利用情绪。她的身心更健康了，人生也越发美好。

曾建荣是36年教育工作者/副研究员、高级家庭教育指导师、高级正念幸福教练。因工作繁忙，她常感到疲惫不堪，情绪起伏很大。通过正念学习，她学会了接纳自己，不再纠结、自责、内耗，找到了幸福密码：自己一好，天下皆好。通过保持清晰的家庭边界感，亲子关系变得融洽，家庭氛围越来越好。

徐礼国（皖宜山）是正念幸福教练、心理咨询师、高考志愿规划师。他曾是个焦虑的人，经过训练营的练习，他在遇到烦心事的时候，发火少了，更愿意倾听和思考。在跟他人交流的时候，也多了一份从容，少了一份焦躁。他将正念融入生活中，自己发生了方方面面的改变。他呼吁大家都能活成一束光，变成小太阳。

霄霄是职场宝妈、数据人、正念幸福教练。在孩子很小的时候，她就独自带娃，白天上班，晚上学习，因为忙碌，情绪问题逐渐严重。经过训练营的练习，她学会了觉察自己的情绪，明白了不能一味地压抑自己，想消除一种不良行为，并不是靠咬牙忍着，而是要搞清楚根源，然后用新的行为方式代替。她改变了，她的家庭关系也自然而然地改变了。

芯慧是会计师，也是正念幸福教练。她曾为上小学的儿子的叛逆而烦恼，通过学习，她明白了世界上绝大多数的痛苦，都是因为评判造成的。她也意识到孩子的问题，根源在父母。当她自己的情绪越来越稳定，越来越少地评判孩子，孩子也就越来越放松，状态越来越好，亲子关系也日益改善。

汤想是正面管教家长讲师、正念幸福教练、健康管理师。她通过对情绪管理的学习，提升了觉察能力，看见了孩子和另一半的需求；提升了不评判的能力，情绪越来越稳定。她善于分享自己的经历，希望大家都可以拥有稳定的情绪，拥有良好的亲子关系、亲密关系，做家里的定海神针。

任桂英是某国企职员，也是高级健康管理师、高级正念幸福教练。她曾在养育女儿的过程中，始终做不到放手，导致自己充满负面情绪，身体也出现了问题。她听了戴戴的课之后说，"我一直都在用我的想法去对待孩子，却从来没有真正了解过孩子到底是怎么想的。"她认识到，在家庭关系中，要尊重他人命运，不介入他人因果，允许一切应如是。

押花姐在广州经营城市民宿，在残疾人中心当了 3 年公益手工老师，是连续创业 18 年的外贸企业创始人。她正经历更年期，女儿处于青春期，两人曾因课外班激烈争执。经过学习，她了解了更年期相当于人的第二个青春期，是人生中一段特别的旅程。她也学会了如何调整情绪，提升幸福指数，与青春期的女儿更好地相处。

瑷岳是高级职业园长、正念幸福教练、心理咨询师。她经历过事业难关、失眠、疾病，在身心陷入低谷时，她决心振作起来，实现自我成长。经过学习，她找到了孩子学习力不足的原因，也明白了孩子的问题根源在于家长。通过不断练习，她认识到实现幸福的法宝就是构建正念心态。她从内心相信，拐角处就是重生。

悦平是高级健康管理师、家庭教育指导师。她分享了史泰龙坚持自我推销 1855 次，终于一炮走红，成为超级巨星的故事。她认为情绪力、睡眠力、幸福力都是一种能力，希望大家骑上各自的三大战马，创造一个个属于自己的传奇故事。她号召大家和她一起，以动力为马，开启创造未来美好生活的每一天。

蔚蓝是心理咨询师、心偶高级疗愈师。她在育儿过程中感受到焦虑，她说"焦虑好像是这个时代的产物，太多人都在焦虑"。通过正念练习，她的生活轻松了很多。她说：当我们有知觉、不评判地活在当下，感受此时此刻的身体、情绪，全身心地与当下的自己融为一体，去做事情时，很容易出现"心流"的感觉。

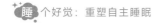

变变是一位二胎宝妈，也是戴戴团队助教负责人、戴戴团队公域负责人、绘画心理学督导师。她通过在训练营的努力学习，改变了自己，也改变了孩子们。因为经历过学习中的困惑，她在担任助教的时候，用心陪伴和鼓励了 3000 多位训练营学员，见证了他们的蜕变。她认为，每个人都应该拥有美好的未来，每个人都应该看到自己好的地方。

看到这么多人都能通过正确认识睡眠和情绪，坚持觉察练习，最终解决了情绪困扰和失眠问题，重新拥有自主睡眠及感受美好生活的能力，你是不是信心倍增了呢？请相信：

睡眠是一种能力。对绝大多数人来说，睡眠问题是逐渐产生的。要解决睡眠问题，最根本的方法是像训练肌肉一样，训练我们的大脑。一味依赖外在的方法，只会本末倒置。方向不对，努力白费。要想获得一夜好眠，就要遵循大脑的运行规律。当我们停止刻意追求睡眠，专注于当下，通过呼吸练习或简单的身体感受来放松自己时，好睡眠往往会在不经意间到来。

自己一好，天下皆好。将关注点放在自己身上，改变认知，放下评判的有色眼镜，才能看到事情的真相。学会觉察自己的思维和情绪，而不是被它们控制，专注当下，收获平静。觉察带来理解，理解带来和解。当自己改变了，家庭关系和氛围就会自然而然变得越来越好。

心情好，睡得香，超幸福。情绪是因，睡眠是果。情绪问题是产生睡眠焦虑的元凶，错误的睡眠认知是产生情绪问题的源头。这个世界上再好的药也只能治病，而无法带来快乐。通过改善情绪管理的方法和生活习惯，做到允许和接纳，不再自责、内耗，我们可以重新获得那份夜晚的宁静、人生的幸福。

李海峰

目 录
CONTENTS

要解决睡眠问题，
最根本的方法是
像训练肌肉一样，
训练我们的大脑。

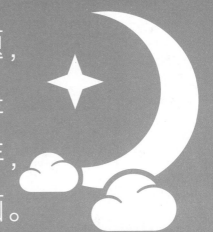

戴瑞娜（脑科学博士戴戴）

- 幸福脑教育创始人
- 北师大脑科学博士
- 北大心理学博士后

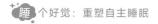

自主睡眠必需的三大认知

　　从 2022 年至今，我已经用我的专业知识帮助了上万名学员改善睡眠问题，实现了自主睡眠。方法并不复杂，不包括我们印象中常见的吃点什么、喝点什么、仪器按摩、泡脚等，而是专注于大脑功能的训练。想用好这套方法说简单也简单，说难也难，难点在于你对睡眠本身是否有一个科学的理解。建立科学的睡眠认知是第一步。接下来，跟大家分享三个非常重要的睡眠认知。

一、睡眠是一种能力，需要主动练习

　　想要解决睡眠问题，首先要突破的睡眠认知是：睡眠是一种能力。我们如何理解这一说法呢?

　　睡眠的实质是大脑的一项功能。大脑遵循着昼夜节律，即所谓的生物钟，它有着一套规律的昼夜活动。白天我们需要保持清醒去工作和思考问题，而夜晚则需要安静下来休息。这是我们每个人天生就具备的能力，因此大多数人在出生时并没有睡眠问题。

尽管极少数人可能在出生时就存在基因突变导致的睡眠问题，但这种情况在整个人群中极为罕见。对绝大多数人来说，睡眠问题是逐渐产生的。小时候我们都睡得很好，不是吗？无论是玩了一天后晚上回家，还是白天在外面随意找个地方，躺下就能入睡。那么，为什么我们会逐渐失去这种能力呢？这可能是因为学业压力、家庭压力、工作压力逐渐增加，导致我们开始感到焦虑。起初，我们可能只是偶尔感到焦虑和心烦，但随着时间的推移，这种感觉变得更加严重，导致我们开始难以入睡。你是否有过这种经历？这些问题的长期积累，最终导致长期失眠，使你不得不寻求医生的帮助。

这个过程有点像是一个人长期卧床，导致肌肉萎缩和功能退化的过程。想象一下，如果一个人长期卧床不起，那么他原本健康的肌肉，就会慢慢地出现功能减退。用肌肉来作类比能让大家更容易理解这个过程，因为睡眠是看不见摸不着的，但通过这个例子，我们可以更好地理解睡眠问题是如何逐渐产生的。

有人可能会认为睡眠问题是由突发的刺激导致的，这种情况并非所有人都会遇到。在某些突发性的压力事件下，人们可能会突然失眠，但对大多数人来说，睡眠问题的出现是一个渐进的过程。了解了这个道理，我们应该如何应对呢？

回到长期卧床的例子中，一个因长期卧床肌肉功能退化的人，如何能恢复到正常的状态呢？答案是显而易见的，就是主动锻炼身体。只靠被动的按摩，是不可能让身体恢复健步如飞的状态的。

那么同样，要解决睡眠问题，最根本的方法是像训练肌肉一样，训练我们的大脑。让我们的大脑从长期慢性压力导致的失调状态，慢慢恢复到正常状态，从而使我们重新拥有自主睡眠。

睡眠是一种能力，它需要通过训练大脑来实现。如果你深刻理解了这一点，那么你就能明白解决睡眠问题的根本方法就是训练大脑。如果你是一位尝试了各种方法，但依然被睡眠问题困扰的人，你可以回顾一下，自己是否从训练大脑的角度解决过睡眠问题？还是一直试图依赖外在的方法来恢复正常睡眠的能力？比如吃助眠的食物、药物，换各种枕头、床垫，按摩、泡脚、听音乐等。并不是说这些方法完全没有用，而是外在是辅助，内在是核心，只有从根源上锻炼大脑功能，才能根本解决睡眠问题。在这个过程中，你可以采用外部的方法作为辅助的手段，但是不能本末倒置。这就好比一个人想要拥有强壮的肌肉，但是从来不运动，只想靠吃蛋白粉来让肌肉变强壮，这显然是不现实的。这也解释了为什么常年吃安眠药的人，无法实现自主睡眠。

因此，想要解决睡眠问题，首先要明白的是，睡眠是一种天生具备的能力，是需要通过主动的大脑训练来恢复的。一味依赖外在的方法只会本末倒置，方向不对，努力白费。

二、千万不要努力去睡觉，越努力越睡不着

你有没有经历过越是努力睡觉越睡不着的窘境？在睡觉之前，

想尽各种办法，泡脚、按摩、点香薰、吃各种助眠的食物等，恨不得搞一个盛大的入睡典礼。然而，当你躺在床上，下定决心要好好睡觉，可是适得其反，越努力越睡不着。

如果你曾经经历过这种情况，那你需要知道一个特别重要的睡眠原则：不要努力，要降低唤醒度。

什么是唤醒度？唤醒度是指人的精神状态的一个衡量指标。当你兴奋、生气或紧张时，你的唤醒度就会很高。相反，当你感到困倦时，你的唤醒度就会降低。那么，当你想入睡时，你希望自己的唤醒度是高还是低呢？显然，想要睡好觉，需要不断降低唤醒度，进而入睡。

在这里，我想通过分析"为什么数羊助眠，越数越清醒"，来帮助大家理解唤醒度对于睡眠的影响。有多少人曾试图通过数羊来入睡，却发现毫无效果？这并不意味着数羊本身没有用，而是其背后存在更深层次的原因。先说个冷知识，为什么我们要选择数羊而不是数其他东西呢？数羊的想法源于英语中"睡觉"（sleep）和"羊"（sheep）这两个词的发音相似。因此，用英语数羊，你可能会因为发音的相似而联想到"睡觉"这个词，用心理暗示的方式让自己更容易入睡。在汉语中，我们是不是应该数一个和"睡觉"发音相似的东西呢？比如说"水"。毕竟，"一滴水，两滴水"这样的发音在中文中更贴近"睡觉"的"睡"字。但事实上，无论你数的是羊还是水，你可能都睡不着。根本原因在于，你在数羊的时候，大脑是在完成一项数数的工作，这需要大脑时刻保持高唤醒度，并且高速运转，才能完成数羊的任务。你怎么能指望着，一边让大脑工作，一边又让它去睡觉呢？数羊要求高唤醒度，睡觉需要低唤醒度，把两件完全矛盾的事情放在一起，结果就是睡不着。

那么，现在再来想想你在睡觉前做的所有的事情，是让你越来越紧张、唤醒度变高，还是越来越放松、唤醒度变低了呢？无论是当你有行为上的努力，还是心理上的努力，这都会提高大脑唤醒度，从而影响你的睡眠。当你努力想要入睡时，或者强迫自己入睡时，你的唤醒度会变高，这就导致了入睡程序上的矛盾。因为你的大脑在努力维持唤醒状态，同时你又希望它能够休息，最后只能陷入越努力越睡不着的困境。入睡的关键并非在于采取怎样的方法，而是在于让自己处于一种放松的状态。努力入睡的想法本身就是一种紧张的表现，这会提高你的唤醒度，使得入睡变得更加困难。

紧张和努力是导致睡不着觉的根本原因。当你开始紧张和努力时，你的唤醒度就会上升，而这恰恰是你不希望看到的结果。所以，千万不要努力去入睡，这完全是错误的认知。真正能让人睡着的状态是什么样子呢？我们用一个小练习来体验一下。你现在伸出手，想象你的手里有一捧沙子，要怎样做才能让沙子尽可能多地留在你的手里呢？你会发现，如果你攥紧拳头想努力留住沙子，沙子只会流走越多；而当你摊开手掌，保持放松，沙子才会稳稳地留在手心里。留住沙子的感觉，就是让你快速入睡的秘密。

睡眠是一种自然状态，不是一种需要刻意追求的目标。正如古语所说，"有心栽花花不发，无心插柳柳成荫"。这句话非常贴切地描述了入睡的状态。千万不要过分关注睡眠，也不要为了入睡而努力。因此，要想获得一夜好眠，就要遵循大脑的运行规律。当我们停止刻意追求睡眠，而是专注于当下，通过呼吸练习或简单的身体感受来放松自己时，睡眠往往会在不经意间到来。我把这种状态总结为八字原则：大脑安静，身体放松。

三、不要盲目找方法，要先找准睡不好的根源

看完前两个认知，你已经对睡眠有了基本的了解，那么接下来我们来谈谈当遇到睡眠问题时，到底该怎么办才能避免盲目努力，从根源上解决问题？

在这儿，我想先分享我的两个学员的故事。有一天，A学员在直播间问我："老师，我的被子太厚了，晚上热得我睡不着，怎么办？"当我念完这个问题时，大家都在评论区哈哈大笑，说换条薄被子不就行了吗！另一天，B学员在群里问我："老师，我昨天晚上又睡不着了，怎么办？"B学员是一位常年失眠的长辈，本来经过一个多月的训练，他的睡眠已经有了很大的好转，我就好奇地问他昨晚发生了什么。B学员说："昨天吃晚饭的时候，我喝汤喝多了，晚上起夜闹得我又睡不好了。"我看完他的留言，回复他："咱以后晚饭少喝点汤，或者不喝汤，好不好？"

看到这两个例子，你可能会觉得很好笑，这么简单的问题，换条被子、少喝点汤就能解决，他们怎么就想不明白呢？但我想说的是，先别着急笑别人。当遇到睡眠问题时，很多人会当局者迷，因为睡不着觉就开始内心恐慌、胡思乱想、无比纠结，火急火燎地找方法。然后就会不断搜索各种方法，今天搜索这个方法，明天搜索那个方法，今天买这个产品，明天买那个产品。最让人头痛的是，搜到的方法、产品五花八门，也不知道应该听谁的。也有人看着搜到的症状就开始对号入座，越想越慌，生怕自己得了什么重病。当睡眠不好时，我们常常急于求解，到处寻找解决方法，却忽略了应该要先找对根源，这是很多人无法解决睡眠问题的一大误区。

因此，我要强调的第三个重要的睡眠认知是，在面临睡眠问题时，不要着急寻找解决方法，最重要的是要先找到问题的根源。不要一上来就问怎么办，而是应该先问为什么，为什么会睡眠不好呢？睡眠不好只是一个症状，它的根源有很多，就像头疼一样，头疼只是一个症状，你必须弄清楚为什么头疼。如果你一味地只知道吃止疼片，就无法彻底医治头疼。

睡不好觉会让人心烦意乱，当局者迷。当你身处其中，过于着急和紧张，很容易忘了要停下来先问问："我为什么没睡好？"很多人在面临睡眠问题时，第一反应是上网搜一搜"快速入睡小技巧""如何才能快速入睡"等，各种技巧、妙招、秘诀收藏了一大堆，可该睡不着还是睡不着。没搞清楚原因就去盲目努力，所以才没结果。就像一有疼痛就去吃止疼片，可没搞明白为什么会疼，结果止疼片越吃越多，疼痛还是反反复复得不到缓解。

我总结了造成睡眠问题的五大重要原因，通过探索以下五大原因，我们可以更好地理解睡眠问题的根源，并有针对性地寻找改善的方法。这五大原因分别是生理问题、特殊时期、生活习惯、睡眠环境，以及情绪与压力。情绪与压力是最重要的一类原因，也与前四类原因有着密切的联系，因此我将其放在最后来分析。

第一类是生理问题。包括疾病、身体不适，甚至是大脑病变或者基因问题引发的睡眠问题。如果是这种情况，你可以通过去医院就医，找出问题所在，然后有针对性地进行治疗。所以，我建议所有睡眠不好的人，尤其是伴有身体不适的人，应及时去医院进行睡眠检测及相应的身体检查，如果是生理问题，就请遵医嘱积极治疗。但是如果查不出身体方面的问题，那很有可能就是情绪与压力带来的躯体化反应，这种情况我放在第五点进行分析。

第二类是生活中的一些特殊时期。有身体上的特殊时期，比如青春期、孕期、产后期、更年期及每个月的生理期等；还有一些环境带来的压力过大的特殊时期，比如经历高考、找工作、面试、搬家等重大事件时。在这些特殊时期，我们要么面临身心状态上的巨大波动，要么面临环境上的压力，这些情况作为内在和外在的压力源，都需要我们花一些时间去适应与应对。当你还没有做好应对准备，或者不知道该如何应对时，就会出现心情烦躁、焦虑担心，从而睡不好觉的情况。

例如，更年期是一个睡眠问题高发的时期。更年期是女性体内雌性激素水平发生剧烈波动和下降的时期。这种激素水平的变化会直接影响大脑功能，引发一系列的身体不适、情绪不良及睡眠问题。如果你以前睡得很好，但是经历更年期时开始睡不着觉，那么你要意识到这可能是更年期的一个很常见的反应，不要惊慌。你需要学习如何平稳度过更年期，而不是陷入过度恐慌。

第三类让你睡不好觉的原因是生活习惯。我非常建议每一位睡不好觉的伙伴全面检视自己的生活习惯，看是否有不利于睡眠的习惯。第一，你的作息规律如何？你每天都按时睡觉还是经常熬夜？有时候不是你睡不着，而是你自己在无谓地熬夜，最终熬得自己睡不着了。第二，是否存在一床多用的习惯，比如经常有在床上看书、玩手机、打电话、吃东西等与睡眠无关的行为，从而弱化了一上床就睡觉的意识，让你的大脑认为在床上可以做各种各样的事情，而不是只把床和睡觉联系在一起，久而久之，就无法养成一上床就睡觉的习惯。第三，你的饮食习惯是否有助于睡眠？你是不是喜欢在下午和晚上吃一些刺激性的食物？或者有些人可能从基因上就不耐受咖啡因，却每天还在喝咖啡或茶，这样的话，怎么能睡个好觉呢？或者像我们前面谈到的 B 学员，吃晚饭时大量喝汤导致起夜，那通过调整饮食习惯，就能很好地解决睡眠问题。第四，运动习惯。比如，睡前是否进行了剧烈运动？有些人喜欢晚上运动，因为白天上班没时间，但运动时间和睡觉时间间隔过短，再加上运动强度较大，运动完整个人都是兴奋的状态，必然会影响入睡。第五，睡前有没有做其他容易让大脑兴奋的事？比如看电视剧看得心潮澎湃，刷手机刷到停不下来，和朋友打电话聊到停不下来。许多人睡前习惯刷手机，原本只打算看几分钟，却不知不觉地看了数小时。这种习惯导致大脑高度兴奋，无法放松，对睡眠质量会产生不利影响。如果不改掉睡前刷手机的习惯，什么妙招技巧都于事无补。跟大家分享一段我自己的经历：我在 2022 年有一段时间是每天晚上 9 点直播，大概要播到 11 点多才结束，直播结束之后大脑一直处于兴奋状态，那段时间我半夜两点之前都没睡着过，太痛苦了。后来我把直播时间调整到早上，晚上的睡眠就好了很多。

如果你的睡眠问题源于不利于睡眠的生活习惯，那么你必须主动地去调整生活习惯，而不是一味地试图通过寻找其他的方法来盲目解决睡眠问题。如果你是因为熬夜睡不好，那么如果你不改掉熬夜的习惯，什么方法都于事无补。

第四类影响睡眠的原因是睡眠环境。比如温度、湿度、光线、声音、床和枕头的舒适度等。刚才我们提到的因为被子太厚睡不着的 A 学员，就是一个典型的睡眠环境不良的例子。在这里，我想重点和大家聊聊枕头和床垫的问题。很多人为了解决睡眠问题，都会尝试买各种各样的枕头和床垫，试图把睡个好觉的希望寄托在枕头和床垫上。但是，只有当你的睡眠问题是由枕头或床垫不合适而引起的时，去更换才有作用。比如我自己是个颈椎和腰椎都不太好的人，我对枕头和床垫有自己的需求，所以我买过各种各样的枕头，最终选择了最适合我自己的。但是如果你的睡眠问题不在于枕头和床垫，你只是期望它们有什么神奇的功效，一用上就能睡着，那可能就会让你失望了。别忘了，睡眠是一种天生具备的能力，这种能力是无法通过"神奇枕头"和"神奇床垫"获得的。还有一个困扰很多人的睡眠环境因素是噪声，包括另一半的呼噜声、楼上邻居的动静、钟表的嘀嗒声、下水道的流水声、临街的汽车声等。如果你可以消除这些声音，比如搬到更为安静的地方、和另一半分房睡、和邻居协调解决等，那是最好的。可大多数的情况是，我们无法消除这些声音，那该怎么办呢？我们就要学会和声音共处。因为真正影响你睡眠的，并不是这些声音本身，而是声音引发的烦躁不安的情绪。这也是我将谈到的最后一个，也是影响睡眠的最重要的原因：情绪与压力。

第五类影响睡眠的原因是情绪与压力。我之所以要把"情绪与压力"放在最后，除了因为情绪与压力本身就是一种影响睡眠的因素，也是因为它与前面四类原因紧密相关。

比如，当你因为噪声而睡不着时，不论是另一半的呼噜声，还是楼上的动静，真正让你睡不着的不是那个声音，而是声音引发的情绪。如果真的是声音让我们睡不着，那为什么还会有人通过听音乐或者听书来助眠呢？这不是自相矛盾吗？你会听音乐来助眠，其实也是在追求这些声音带来的放松愉悦的情绪状态，而不是声音本身。有些人可能因为伴侣的呼噜声太大而无法入眠，而另一些人则可以在同样的环境下轻松入睡。这是因为不同的情绪反应导致了不同的睡眠质量。因此，我们要认识到，真正影响睡眠质量的并不是声音本身，而是声音引发的情绪。

再比如，我们讲到的因为生理原因而睡不好觉的情况。确实，身体上的不适是睡觉的一大阻碍，但这并不是全部原因。不适感既包含了客观上的感受，也包含了主观的感受。经历过生理期疼痛的女性，应该会对肚子疼导致睡不好觉有深刻体验。你仔细观察就会发现，当你越是试图压抑疼痛或者逃避疼痛时，反而会越觉得疼，而当你放松下来时，却感觉没那么疼了。再比如，夏天被蚊子叮咬，蚊子包引发的痒，只是让你睡不着的一部分原因，因为痒而引发的抓挠的动作、烦躁的情绪，甚至抓破了皮肤让问题变得更糟糕，这些才是真正让你睡不好觉的元凶。大家可能都体会过，当没有注意到蚊子叮咬时，虽然被叮了个大包，但是并不影响你去做该做的事情。这就是不同的情绪应对方式所带来的截然不同的结果。

总之，情绪和压力是影响睡眠质量的重大因素。甚至在临床上很多被诊断为失眠症的患者，其实也并没有生理上的疾病，归根结底都是情绪与压力的问题。情绪是因，睡眠是果。只有认识到情绪与睡眠的密切关系，并学会有效地管理情绪，我们才能够改善睡眠质量，享受更健康的生活。

在情绪的影响中有一个需要特别强调的症状，就是长期情绪不良、压力过大引发的躯体化反应。躯体化反应，即查不出生理原因的身体上的不适感受。明明身体不舒服，可又查不出原因，这很容易让人产生恐慌。但实际上，躯体化反应往往与心理状态紧密相关。躯体化反应与睡眠问题之间的关系也非常明显。夜间，当我们尝试放松和进入睡眠状态时，这些身体的不适会成为入睡的障碍。但是不同于生理性问题，要想化解躯体化反应，必须从改善情绪与缓解压力着手。

经过上述的分析，你会发现提高认知水平也是改善睡眠质量的关键。如果你在面对问题时总是感到慌乱、不知所措，那么即使你尝试了各种方法，也很难取得实质性的改善。因此，我们需要冷静下来，理性地分析问题，寻找问题的根源。只有当我们理解了问题的本质，才能找到有效的解决方法。在这个过程中，我希望大家能够全面深入分析自己睡眠质量不佳的原因。如果我们养成这种理性分析问题的思维方式，那么面对睡眠问题时，我们就不会再盲目地追求表面的解决方案，而是能够找到真正的根源并采取切实可行的措施。

三类典型的睡眠问题

睡眠问题可能表现为晚上难以入睡、夜间频繁醒来、梦多时间长等。这些问题不仅剥夺了我们宝贵的休息时间，还导致我们在白天感到头昏、易怒、心情烦躁，甚至产生身体疼痛，从而形成了恶性循环，影响到我们的日常生活和身体健康。这些睡眠问题可以大致归纳为三大类：入睡困难、易醒和多梦。我们将逐一分析这三大类睡眠问题，探索它们背后的原因，并讨论可能的解决方法。

一、入睡困难

入睡困难是最常见的一种睡眠问题。首先需要明确的是，到底多长时间睡不着才算是入睡困难？答案是 30 分钟。只要你躺在床上之后，能在 30 分钟之内睡着，都属于正常情况。可是，因为在入睡前人们对时间的感知存在严重的主观偏差，你觉得已经过去很久了，误以为自己入睡困难，但实际上可能只过去了 10 分钟而已。所以，当你睡不着觉的时候，请先不要盲目地给自己贴标签，可以通过运动手环或者睡眠监测等观测方法，客观记录自己的入睡时间，然后，你可能会发现其实你并没有入睡困难，只是你以为自己入睡困难而已。

许多人在夜晚躺在床上翻来覆去睡不着，这通常与其心理和情绪状态密切相关。其脑海中会不自觉地涌现出各种思绪和担忧，从一天的琐事到生活中的大问题，这些念头如同旋涡一般，让人越发紧张和焦虑。越是试图控制这些思绪，它们似乎越是猖獗，最终形成了一种恐惧睡眠的负面循环。晚上只要一想到要睡觉，就会不由自主地担忧："如果我今晚又睡不着怎么办？"这种预期的焦虑，反而使入睡变得更加困难。

实际上，这正是情绪与压力问题的一种表现。情绪问题不仅仅是心理层面的挑战，它还直接影响我们的睡眠质量，甚至是身体健康。要解决晚上胡思乱想睡不着的问题，需要学习的是如何应对胡思乱想，让自己的大脑安静下来。在后面的章节里，我们为你提供了觉察想法的练习，将帮助你学会和胡思乱想和平共处，不再被那些想法牵着鼻子走。经过长期练习，你的胡思乱想将慢慢减少，由此产生的消极情绪也会慢慢减少，最终达到大脑安静、身体放松的状态，这样你就能自然而然地睡个好觉了。此外，养成健康的生活习惯也至关重要，比如限制自己在夜间对电子设备的使用，维持一定的运动量，确保睡眠环境的舒适安静，都能对入睡产生积极的影响。睡眠是一种自然过程，它不应该成为生活的负担。通过改善情绪状态和生活习惯，我们可以重新获得那份夜晚的宁静，享受深度睡眠。

二、易醒

易醒分为三种情况：

第一种是发生在一个完整的睡眠周期（约为 90 分钟）结束时，这原本就是很容易醒来的时候。比如凌晨一两点，你可能刚好睡够了 1 ~ 2 个睡眠周期，然后自然醒来，面对这种情况你无须惊慌，只需要继续接着睡就好，这并不意味着你的睡眠出了问题。如果不理解这个睡眠规律，误认为自己的睡眠出了问题，或者过分担心再次入睡，反而睡不着了。这种情况下，真正影响睡眠的，其实并不是易醒本身，而是由于对睡眠的误解引发的恐慌，要解决的是睡眠认知和情绪管理的问题。只有正确认识睡眠，才不会一遇到问题就焦虑、担心，明明没问题，却自己吓自己，反而让问题越来越严重。

第二种情况是，因为要照顾孩子或老人，晚上要时不时地起来看护。这种情况确实会非常辛苦，但是当你不得不面对这种情况时，学会积极应对是非常必要的。我有一位学员是新手妈妈，每天晚上都因为孩子吃奶、哭闹等各种情况，睡眠被严重干扰，崩溃不已。这种情况是最考验妈妈的情绪与压力管理能力的，她在学习之后，明白了糟糕的情绪不会让事情减少，反而会让自己的状态越来越差。当她学会了处理情绪后，她每天晚上依然需要多次醒来照顾孩子，但是每次醒来后把该做的事情做完，就可以平静地接着睡。这就是情绪与压力管理能力的提升所带来的改变。

第三种情况，我想用"哨兵"来作比喻。当我们压力太大而没有化解时，身体与大脑都处于高度紧张的状态，即使在睡眠中，过度的紧张也会引发警觉状态，就好比站岗的哨兵，随时准备应对潜在的威胁。这种心理压力未能得到放松，总觉得会发生什么的状态，就会导致你稍微有点动静就容易被惊醒。在这种状态下，虽然我们看上去是睡着了，但是因为大脑和身体的紧张，相当于哨兵站了一晚上岗，所以哪怕是睡醒之后，依然会觉得很累。所以，想要解决这种问题，要从学习化解压力开始，让自己学会放松。可千万别小看"放松"这两个字，学会放松是一项技能，并不是像人们想象中的念叨念叨就能做到。只有经过系统的练习，才能真正让自己静下来、慢下来、放松下来，只有在身心放松的状态下，我们才能获得安稳的睡眠。

三、多梦

很多人会被不断做梦所困扰，试图找到一种方法可以让自己不做梦。但事实上，梦是大脑在睡觉时对白天输入的信息进行加工整合的过程。如果在快速眼动睡眠期醒来，我们便会记得刚才大脑的加工过程，就是我们所说的梦。如果整晚的睡眠是连续且高质量的，通常我们不会记得这些加工过程，就会觉得自己没有做梦。但是如果睡眠质量不高，经常中断，尤其是在快速眼动睡眠期醒来时，我们就会记得大脑的加工过程，也就会觉得自己做了很多梦。

做梦本身并不是什么问题，而是大量带有消极情绪的梦，会让人觉得恐慌和烦躁。决定梦的内容的，是白天输入的信息。很多小孩子晚上会在梦里咯咯地笑，一定是白天玩得很开心。如果白天经历了很糟糕的事情，或者面对过巨大的压力，而且这些情绪与压力并没有化解，晚上大脑就会加工这些负面的信息，甚至会导致做噩梦。一些重大的压力事件，比如高考失利，还会反复地出现在梦中，非常恼人。

日有所思，夜有所梦。你抗拒的不是梦，而是那些糟糕的梦。如果都是美梦，估计你也不会觉得有什么问题。所以，要解决多梦困扰的根源，其实是要在白天下功夫。在白天遇到压力时，及时化解，多让自己拥有快乐幸福的体验，不仅会改善睡眠质量，还真的会让你做个好梦。

这些常见的睡眠问题，都在提醒我们，晚上的睡眠问题是在白天就埋下了伏笔。情绪是因，睡眠是果。要想晚上睡得好，要从白天改善自己的情绪状态开始，而不是把所有的问题都堆积到晚上。

通过在白天建立和维护一种平和的情绪状态，学习与各种挑战和平共处：无论是面对消极情绪、杂乱思绪，还是周围的噪声干扰，甚至是身体上的不适感，都去积极应对。当你学会了如何在白天调整自己的情绪，就会减少晚上入睡前的压力和焦虑，从而实现在夜晚自然地进入睡眠状态。

这也是很多人长期受困于睡眠问题而难以解决的根源，就是因为当他们回顾过去解决睡眠问题的尝试时，常常发现自己忽略了从情绪和日常习惯入手的重要性。他们往往只是在睡前匆忙尝试各种方法，希望能迅速入睡，实际上这只是在解决问题的"果"，而非"因"。

我的个人经历也为我提供了深刻的洞察。在我读博士期间，我曾遭遇过严重的抑郁和焦虑，这让我对睡眠问题有了亲身体验。那时，我也像许多人一样，依赖药物来缓解症状。但通过这些挑战，我深刻理解到，真正的解决方案远远超出了药物治疗的范畴。我的专业研究和个人经历，再加上带领数万名学员的经验，构建了我对睡眠问题的全面见解。

因此，当我分享如何获得良好睡眠的策略时，我的建议既基于科学研究，也融合了我个人的经验和对学员们反馈的深入理解。这种独特的视角使我能够以更加贴近实际、更加全面的方法来帮助大家解决睡眠问题。请相信，改善睡眠质量并非遥不可及。

重塑自主睡眠的四大阶段

案例介绍：

退休后，有一天，我在半夜突然醒来，感到头痛剧烈，心脏狂跳，手心出汗，且手脚发麻。紧急叫来救护车后，我被送往医院进行了各项检查，结果显示一切正常。然而，那次经历给我留下了巨大的心理阴影。之后每天上床睡觉时，我都会感到害怕，大脑一片混乱，根本无法入睡。后来，医生认为我患有焦虑症，提醒我如果情况继续恶化，可能需要心理治疗，并可能需要长期依赖安眠药。幸运的是，这两年情况有所改善，但我偶尔仍需要服用安眠药才能入睡。

这个案例几乎涵盖了许多人失眠的经历：从情绪问题的出现，到问题逐渐严重，再到开始服用安眠药，最后慢慢好转，这是一个普遍的过程。

个人经验分享：

在我读博士期间，我几乎经历了一模一样的情况。我突然感到全身无力，从脸到手再到腿全都麻木，以至于我摔倒在地，被我的师弟师妹紧急送往校医院。尽管在校医院和定点医院进行了一系列检查，包括心电图等，但检查结果均显示我身体无碍。

通过分享这些经历，我们不难发现，许多时候，我们遭遇的身体不适并非源自生理问题，而是情绪不良和长期压抑所引起的躯体化反应。这种反应，虽然令人不适，但了解其背后的情绪根源，可以帮助我们更好地面对和处理这些问题。接下来，让我们深入探讨睡眠问题的四大阶段，理解情绪如何影响我们的睡眠质量，以及我们可以采取哪些科学的方法来改善睡眠状况。

一、预防阶段

正式讲解睡眠问题的四大阶段之前，我们首先要认识到，拥有各种各样的情绪是正常的。生气、焦虑、担心、抑郁——这些情绪人皆有之。然而，如果长时间不去处理这些负面情绪，你可能会逐渐感到难以承受，最终情绪问题可能会变得更加严重。因此，在遇到情绪问题时，我们要关注的第一个也是最有效的阶段是预防阶段。预防胜于治疗。

　　我想问问那些正在服用安眠药的朋友们：如果时间能够倒流，回到你们的睡眠问题还没那么严重，还未开始服药的时候，你们愿意提前学习情绪管理和压力管理吗？我敢肯定，只有真正经历过痛苦的人，才能深刻理解预防的重要性。

　　实际上，我注意到许多人还未到达情绪极端不稳定的状态。这正是学习情绪管理的最佳时期。你不可能在没有准备的情况下，妥善面对生活中的重大变故或长期的慢性压力，就像你不可能在不复习的情况下，期望在考试中取得好成绩一样。

　　无论是面对高考、中考，还是退休和更年期，这些都是人生中压力巨大的阶段。你不能等到问题严重到无法控制时，才开始匆忙寻找解决方案。去年高考前夕，面对众多焦虑的家长的求助，我只给出了三个字：别添乱。因为事到临头，紧急寻求缓解压力的方法，往往为时过晚。情绪管理和压力管理需要学习和练习，需要时间，不可能一蹴而就。

　　因此，无论如何强调预防的重要性都不为过。那么，当我们发现自己的情绪问题已经变得有些严重，开始感到难以忍受时，我们该怎么办呢？这引出了睡眠问题的第二个阶段。

二、两周原则，及时就医

　　进入情绪与睡眠问题的第二阶段，我们要讨论的是"两周原则"和及时就医的重要性。

如果你发现自己已经连续两周被心情低落、烦躁、焦虑不安、坐立难安等情绪困扰，并且这些情绪问题已经明显影响到你的睡眠、社交和工作，那么这就到了需要你去看医生的时候了。你应该去寻求心理科或精神科医生的专业帮助。

提及就医，尤其是心理或精神科，可能会有人觉得这太夸张了。但请相信，这个"两周原则"不是随意设定的。它是基于医学标准而制定的，多数情绪量表都会询问你在过去两周内是否经历了特定的情绪症状。这表明，连续两周的情绪困扰可能已经达到了医学上的诊断标准。

很多伙伴在第一次听到我说"两周原则，及时就医"时，往往觉得我在夸大其词。但是如果我换一个问题："假如你的身体出现疼痛，已经连续疼两周了，你会不会去看医生呢？"对于这个问题，几乎所有人都会回答"会""忍不到两周就去看了"。为什么面对疼痛大家愿意及时就医呢？因为大家都明白疼痛是身体健康出问题的求救信号。那么，同样，长期情绪不良、无法化解，是心理健康的求救信号。我们要正视心理健康的重要性，大力提高心理健康意识。

持续的情绪问题和睡眠困扰是心理健康出现问题的警示。一个健康的个体，应该同时关注身体和心理的健康。可现实中，有太多惨痛的教训，比如孩子抑郁到自残、休学，甚至直到结束自己的生命，父母都不认为孩子生病了，需要帮助和治疗，只是一味地指责孩子没有好好完成学业、贪玩、懒惰。这种父母心理健康意识的缺失，已经酿成了太多太多的悲剧。真的希望每一位读到这里的读者，都能从今天开始提高心理健康意识，把心情不好当回事，不论是对自己还是对家人。

不幸的是，很多人在面对心理问题时往往忽视它们，直到问题严重到无法忽视。记住，心情不佳和睡眠问题是需要正视和处理的，它们是你的心理求救的信号。越早采取行动，你恢复的可能性就越大，过程也会更加轻松。因此，如果你感觉自己心情不佳或焦虑，并且这种状态已经持续了一段时间，强烈建议你去正规医院的精神科或心理科进行就诊和咨询。这和对待身体疾病一样，不应存在偏见，就如同感冒发烧去看医生一样。当你越早进行干预，越会发现情况没有你想象中那么糟，通过及时的情绪管理和治疗，你的睡眠问题能够很快得到好转。但是，如果你拖到已经崩溃了，等到自己已经完全失控再去求助，你会发现问题可能已经积攒到很严重的程度了。不过也不要担心，哪怕你现在的情况已经比较严重了，你依然可以通过专业的治疗康复起来。

三、医学治疗

进入医学治疗阶段，我们首先要认清一个普遍的误解：许多人对心理问题、情绪障碍的治疗持有偏见，认为医生只是机械地开药。这种感觉可能源于人们对精神医学治疗体系的理解不完全。

首先，精神科的医生开药，和其他科室的医生一样，都要基于严格的医学标准和诊断过程。没有达到用药标准的患者，医生不会随意开药。而那种认为"医生只知道开药"的观点，往往忽视了医生的专业判断和药物治疗在某些情况下的必要性。

一个很现实的情况是，许多人都是拖到已经扛不住了才去精神科就医，到医生那里时，已经是情况比较严重了，医生基于其专业判断开药，旨在帮助患者尽快缓解症状。这并不是不负责任，而是遵循医学原则进行治疗。但这种情况会被大家误认为医生只会不负责任地开药。事实并非如此。我有很多学员在学习了这些知识后，及时就医，发现情况并没有那么严重，也没有达到用药标准，这种情况下医生是不会随意开药的。

另外，患者在遇到心理问题、情绪问题时，可能更多地期待倾诉和心理支持，有着强烈的倾诉和被倾听的需求。可是，现实中医生面对的病人数量巨大，并没有足够的时间完全满足患者的心理需求，就会让人误以为医生缺乏同情心、不负责任。这其实是一种患者的心理需求和医生的忙碌不堪之间的需求错位。这并不意味着医生不负责任。所以，相信医生的专业性，积极遵医嘱治疗，一定是能够最快好起来的方式。

当人们需要接受药物治疗时，普遍存在两种极端的误解：一是对药物副作用的过度担忧，拒绝接受一切必要的药物治疗；二是对药物的过度依赖，忽略了心理干预和生活方式调整的重要性。正确的做法是：必要的药物治疗是需要的，但只依靠药物治疗是不行的，还需要结合必要的认知康复。这就如同一个人的腿骨折了，这种时候不能死扛硬撑，该做手术就做手术，该坐轮椅坐轮椅。不能说你对轮椅有偏见，就硬要自己下地走路，也不能说你一辈子就要坐在轮椅上不起来了，最终还是要通过运动康复和体育锻炼才能完全恢复。对于情绪和心理问题，同样如此，我们可以把药物当作轮椅，在必要的时候使用，但是也不能一味依赖。在专业医生的指导下，结合药物治疗和认知康复，找到适合自己的治疗方案，最终实现慢慢减少药物，逐步恢复自主睡眠和良好状态。

四、认知康复

在此之前，你可能从未听说过这个术语。回想上文提到的腿骨折的比喻，一个人如何从腿骨折、经历手术和坐轮椅，最终恢复到能够活蹦乱跳的状态？答案就在于逐步的运动康复和身体锻炼。

将这个过程类比到情绪与睡眠问题上，我们在经历治疗阶段之后，也需要康复期，我把它称为认知康复。我们可以找到两种状态作为参考点，第一种状态是开开心心的理想状态，第二种状态是达到了诊断标准的疾病状态。这两种状态之间，就是我们俗称的亚健康状态。医生和药物的作用是将你从达到诊断标准的状态拉回没有达到诊断标准的状态，这就意味着，只要去做了检查，发现诊断结果没问题，医生和药物的职责就结束了。在你已经脱离疾病状态，但是离你理想中的幸福快乐的状态还有一段距离时，这说明你可能还处在心理亚健康的状态。那如何完全恢复到理想的幸福快乐的状态呢？这就需要认知康复，以及长期的训练，如同骨折之后的运动康复和身体锻炼一样。

误将药物视为产生幸福感的源泉是一个常见的误区。这个世界上再好的药也只能治病，而无法带来快乐。真正的快乐和内心的平静需要通过非药物的方式来实现，这就是认知康复的意义。

认知康复有两种路径：

一种是寻求有针对性的心理咨询或者心理治疗。虽然这可能价格不菲，但专业的指导可以帮助你更快地解决问题，类似于在健身时请了私人教练。所以，在经济条件允许的情况下，建议大家尝试这种方式。

另一种是自助式的认知康复，也就是说你可以自己学习康复方法，并亲自实践。后文中，我会为大家介绍一种被大量研究验证的，也是被评定为强效级的改善情绪与睡眠问题的方法，叫作正念。但是需要注意的是，自助式的认知康复并不等同于在网上随便搜索一些方法便进行盲目尝试，它需要系统性的学习才有可能达到良好的效果。

如果说一对一的心理治疗就像请了一位私人健身教练，那么自助式的认知康复如同你自己学会一套锻炼身体的方法，并长期练习，一旦学会，将受益终身。这也是我想强调的一点，在你学会了这些康复方法之后，并不仅仅是用来改善你当前的情绪与睡眠问题，同时也是一种预防情绪问题复发的长期策略。**就如同你想要保持身体健康，就要持续锻炼身体一样，想要保持心理健康，同样需要长期锻炼。只有这样，我们才能拥有长久应对未来压力和挑战的能力。**

对于常年服药的人，认知康复显得更为重要。因为认知康复是可以帮助你扔掉药物，最终实现自主睡眠与良好情绪的必不可少的一个阶段。我的学员里，已经有大量常年靠安眠药才能入睡的伙伴，通过认知康复恢复了自主睡眠的能力，这些人里服药时间最长的有三四十年，他们最终都通过练习实现了不再依靠药物而能够自主睡眠。后文中，我为大家准备了八个我带领学员做的练习，只要你方法得当、持续努力、及时复查，多与医生沟通你的状态，并且对服用药物遵循"遵医嘱、慢慢减、逐步停"的原则，相信你也会和他们一样，最终重新拥有自主睡眠、心情愉悦的能力。

总结一下这四大阶段：首先，预防大于一切；其次，遵循两周原则，及时就医；再次，进行必要的医学治疗；最后，通过认知康复，达到心理和身体的全面健康。我希望这四大阶段能成为你面对不良情绪与睡眠问题时的解决问题的框架，在哪个阶段就做哪个阶段该做的事情，心中有"框"、遇事不慌。

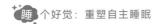

有效恢复睡眠的方法：正念

一、正念的介绍

有一个方法被广泛证明可以有效改善情绪和睡眠问题，叫作正念（mindfulness），也被翻译为心智觉知、静观、禅修、内观等。看到这些名称，初次接触正念的人可能会疑惑它是不是某种宗教仪式？"正念"一词确实来源于佛教，但是 1979 年美国麻省大学医学院的卡巴金教授提出正念的方法时，已经将其剥离了宗教色彩，建立了一整套科学的标准化的训练方法。卡巴金在 2011 年第一次来到中国教授正念课程，标志着正念开始在国内普及。我有幸参加了那一年的培训，见证了正念在中国的萌芽和发展。

这一方法已经在心理学、脑科学、精神医学、生物学等各个领域被广泛证明能够有效改善情绪（包括治疗焦虑症、抑郁症等情绪障碍）、提升注意力、改善睡眠、缓解慢性痛、戒除成瘾、促进人际关系等，并且已经发展出各种应用的分支，比如正念认知疗法、正念疼痛管理、正念分娩、正念癌症康复、正念养育、正念教学、正念领导力等。每一个人都可以用自己喜欢的方式去学习正念，运用它科学的训练方法来解决自己遇到的情绪与人际关系问题。

正念的核心是在当前时刻有意识、无评判地存在。我把这种状态总结为九个字——"有觉察、不评判、在当下"，这是所有正念练习的核心。这意味着我们学会了观察自己的思维和情绪，而不是被它们所控制。通过这种方式，我们可以成为自己情绪的主人，而不是奴隶。值得注意的是，正念练习有各种各样的形式，网络上也有大量的正念练习音频，但是万变不离其宗，都是在训练这种"有觉察、不评判、在当下"的状态，如果只是一味听音频而不去主动训练自己的这种状态，是无法达到理想效果的。

1. 有觉察

在正念的学习中，觉察是一个核心概念，它指的是对当前时刻经验的全面感知——无论是对内在的思想、情绪，还是对外在环境的感知。相对于无知无觉的状态，觉察使我们能够意识到自己的情绪和反应模式，从而避免在难以处理的情绪中失去自我。情绪作为一种强大的本能，就像一匹野马，在没有经过训练时，我们会无知无觉地被它牵着鼻子走，甚至被它带着横冲直撞。但是经过训练之后，我们可以成为情绪的主人。当我们学会了驾驭这匹野马，该跑跑、该停停，就不会再伤人伤己。例如，通过正念觉察，当我们感到愤怒或焦虑时，我们可以识别这些情绪，及时按下暂停键，而不是让它们无意识地驱动我们的行为。

需要注意的是，当我们在说打开觉察时，觉察作为一种能力，是需要循序渐进去训练的。很多人在学习正念时，常常会为"到底什么是觉察""我到底有没有打开觉察"而感到困惑。我为训练觉察能力总结了三大阶段，遵循"从具体到抽象"的高效学习原则，依次训练：（1）对于具体事物的觉察，比如后文为大家提供的葡萄干练习，用具体可感知的葡萄干作为练习对象，来打开觉察的第一步；（2）对于自身感受的觉察，包括对自己的想法、情绪、身体感觉等的觉察，我们也在后文给大家提供了练习；（3）更进一步地，如果你在人际关系中遇到了困难，也需要练习对他人状态和需求的觉察，比如用正念倾听和正念沟通来觉察他人的状态，从而达到理解与和解的目的。

2. 不评判

不评判的态度是正念的另一个关键要素。这意味着在观察自己或观察外在时，我们要用一种接纳和开放的态度，而不是急于对它们进行好坏的判断。向内的评判，会引发自我攻击、自我否定，比如因为自己发脾气而觉得自己很差劲；向外的评判，会引发对他人的不理解，而从引发一系列冲突和矛盾，比如认为另一半躺在沙发上玩手机就是不上进，就会对另一半产生厌恶，甚至进行言语攻击。换个角度，如果你是被评判的那个人，你也会因为别人对你的评判，而产生各种压力，从而做出并非出于自己真心的行为，比如你特别想辞职去做另一份自己喜欢的事业，但是因为害怕别人的评价而不敢行动，结果自己的人生就变成了为他人而活。

对于不评判，有一个需要注意的重点是，并非只有负面的、否定的结论才是评判，评判是二元的，好或坏、优秀或差劲都是评判。不仅仅是负面的评判会给人造成压力，有时正面的评价也是一种压力。我有一位学员，是一位老师，她因为连年被评为优秀教师，从而产生了巨大的压力，特别害怕下一年做得不好就不再是优秀教师了，在这种巨大的压力下，她最终出现了情绪问题。越是优秀的人，越容易被正面评价所绑架。不论是还在上学的孩子会为了老师和家长的表扬而拼命学习，还是已经工作的人会为了领导的表扬和公司的奖励努力工作，这些正面的评价本身没有问题，但是如果过度地追求这些评价，使这些评价变成了压力，甚至让自己为了追求这些评价而失去了自我，那就需要调整应对方式了。

不评判的练习帮助我们释放了由苛刻的自我评价或者来自他人的评价所带来的压力。在日常生活中，这意味着接受自己的不完美，接受外在世界的不完美，从而实现更深层次的自我接纳和自我成长。

3. 在当下

我们可以把精神痛苦分为两类：一类是为过去后悔自责，另一类是为未来焦虑担心。总而言之，要么活在过去，要么活在未来，唯一没有抓住的就是当下。"活在当下"这个说法在这几年风靡互联网，这种过度的流行会给人一种它很容易做到的错觉。实际上，活在当下并不容易，而是一种需要特别训练的能力。很多人不知道的是，除了人类，其他的动物都是活在永恒的当下。你家猫在昨天抓坏了你的窗帘，它今天可不会担心自己会不会挨打。一只老虎，不会为昨天没抓到猎物而后悔，也不会去担心明天有没有食物。

人类是唯一拥有"不活在当下"的能力的物种。对于人类来说，我们进化出了非常灵活的思维能力，你的思绪可以随时突破时空的局限，上天入地、穿越古今，比如你现在可以想象自己登顶珠穆朗玛峰、潜入马里亚纳海沟，也可以想象自己回到几千年前的过去，或者穿越到任何你想象中的未来。你的思绪不受时空的局限，也不受事实的局限，只要你愿意，你就可以在头脑中建造任何一个世界。

我们的思维能力超越了所有的物种，而我们为此所付出的代价就是越来越难专注于当下的现实中。尤其是在睡觉前躺在床上的时候，你的万千思绪就像海浪一样汹涌而至，一会儿想想白天没有处理好的事情，一会儿担心明天要面对的挑战；一会儿想起了几年前的一桩往事，久久不能释怀；一会儿又在对未来的担忧中感到绝望。而这一切，都只是你的想法，而非事实。思绪如海浪，没有经过训练的你会被海浪裹挟，甚至淹没，而经过训练的你，则能学会冲浪。

所以，我们需要一次又一次地把自己的思绪从过去与未来拉回到当下。就如同一次又一次地举起哑铃会让肌肉变得强壮，一次又一次地把思绪拉回到当下，就是大脑的训练。这种练习能让我们走出对过去的懊悔自责、对未来的焦虑担心，越来越专注在当下，收获放松与平静，从而把时间和精力聚焦在当下要做的事情上，活在事实中而不是想法里。经过练习，你将学会与胡思乱想和平共处，从而轻松入睡。

活在当下、处于当下可能是我们在快节奏、多任务的现代生活中最需要的能力。正念训练可以帮助我们如何将注意力从对过去的遗憾和未来的担忧中拉回到当前的瞬间。这种练习不仅能够帮助我们化解糟糕的情绪和持续的压力，使我们安然入睡，还能提高我们对生活中美好瞬间的欣赏能力，提升幸福感。通过练习，我们可以学会珍惜现在这个瞬间，发现即使在普通的日子里也有非凡的美。

正念的核心理念是"有觉察、不评判、在当下"。通过持续的"有觉察、不评判、在当下"的练习，你将告别无知无觉的状态，从情绪的奴隶变成情绪的主人；你将告别自我评价和他人评价带来的压力与痛苦，全然地接纳自己与现实；你将学会与各种想法和平共处，学会区分想法和事实，从而全然地活在当下的现实里，而不是自己臆想出来的痛苦里。

二、正念与大脑

近年来的神经科学研究显示，正念练习对大脑的功能和结构都能产生显著影响。

1. 扣带回

长期的正念练习能够有效降低与胡思乱想相关的脑区——扣带回——的活动，从而令你实现与胡思乱想和平共处，不再因各种各样的思绪和念头所引发的各种情绪而难以入睡。很多人在无法入睡时，往往伴有胡思乱想的情况，大脑里像放电影一样停不下来，恨不得有个开关能直接把脑袋关掉。胡思乱想产生自大脑的神经元放电，是无法停止的，但是我们可以学会通过大脑训练降低不必要的思维活动，并且学会与之共存。

扣带回是与胡思乱想和杂念紧密相关的脑区，属于大脑默认模式网络的一部分。大脑的默认模式网络就如同手机的后台系统。当手机里有其他应用程序在运行时，你很难觉察到后台的存在，当其他任务停止时，你才会感觉到它在工作。默认模式网络的运行也是如此，在你做其他事情时，它的活动会降低，所以你不会感受到胡思乱想，而当你一旦停下来，不论是白天无所事事的时候，还是晚上临睡前，你会发现思绪如潮水般涌来，这就是大脑后台开始活跃运转的结果。我们需要做的不是完全消除胡思乱想，而是不要让它们来打扰我们做该做的事情，不论是白天的工作、学习，还是晚上的睡觉。

2. 杏仁核

杏仁核是大脑产生情绪反应的中枢，在我们的恐惧和焦虑反应中起着核心作用。杏仁核会以最快的速度对外界刺激产生反应，尤其是对具有威胁性的刺激。杏仁核虽然只是大脑深部的两个小小的神经核团，但是它的功能非常强大。一方面是因为人类的杏仁核进化得足够久，甚至连老鼠的杏仁核也具有强大的反应性；另一方面是因为杏仁核在个体的大脑发育过程中，也是较先发育的。所以，我们情绪的产生是一种强大的本能，人人生来就会。

杏仁核就像大脑中的警报器，尽职尽责地搜寻着所有潜在的危险，随时准备拉响警报。但是，我们的社会发展速度远远快于大脑进化的速度，以至于大脑会对一些其实并没有威胁的事物过度反应。这也是我们在这个时代很容易就被焦虑裹挟的原因。焦虑是一种对不确定性的恐惧。当我们过度反应时，那些原本是来保护我们的负面情绪，就会变成我们的负担，给我们带来各种各样的困扰。有研究显示，杏仁核在有情绪障碍的患者中表现出了过度反应的情况。定期进行正念练习能够有效降低杏仁核的过度反应，使我们在面临压力和挑战时能够保持冷静和理性，以更平和的心态应对生活中的不确定性。

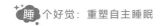

3. 前额叶

正念练习能够显著提升与情绪管理关系最为密切的脑区——前额叶——的功能。前额叶是与情绪管理、应对压力、自我控制、复杂决策密切相关的脑区。前额叶直接关系到我们是否会应对本能产生的情绪，在有情绪时是会失控还是能理性对待，是否能控制自己的冲动、不做出让自己后悔的事情。焦虑症和抑郁症的发病与治疗，也都与前额叶有着密切的关系。

值得注意的是，在人类大脑所有的区域里，前额叶是最晚发育的，一直到成年早期才能成熟。这个脑区在进化上也是最后才发展出来的。因此，相比于其他进化或发育时间很久的脑区，前额叶其实更像是大脑区域中的"小婴儿"，需要更多后天的训练。这也就能理解，为什么情绪管理、自我控制看起来会那么难，因为前额叶的特点决定了我们需要后天学习如何控制冲动、管理情绪，而不是天生就会。

不过可喜可贺的是，我们可以像锻炼肌肉一样锻炼大脑，提升前额叶的功能。正念练习就是这样一种锻炼大脑的方法。有研究显示，仅仅 8 周的正念练习，就能显著提升前额叶的功能，甚至在结构上也能增加前额叶的皮质厚度。这也是正念练习能够改善情绪、治疗情绪障碍的一个关键性的神经机制。

前额叶也能够调节杏仁核的活动。当我们通过练习增强了前额叶的功能，它对杏仁核活动的调节也将更加有效地进行，从而达到一种恰当的平衡——既能够保证必要的情绪反应，也能够有效进行情绪管理。在情绪障碍患者身上，这种平衡是被打破的。情绪障碍患者可以通过正念练习，让前额叶重新回归平衡状态。

4. 海马体

还有一个脑区，也需要被特别强调，那就是海马体。海马体与我们的记忆的形成直接相关，海马体的萎缩也是阿尔茨海默病这一认知退化疾病的核心症状。长期睡眠不良，会加速大脑的退化，并增加阿尔茨海默病的发病概率，这对中老年人来说，尤其值得注意。正念练习不仅能增强海马体的功能，还能促进其结构的健康，帮助提高记忆力，减缓认知衰退，预防阿尔茨海默病。

通过对大脑的科学研究，我们不仅能认识正念练习的实践价值，而且还能深入理解正念如何在生理层面促进人们的健康与福祉。这些发现强调了正念不仅是一种精神实践，也是一种经过科学验证的大脑训练方法，对于提升个人心理健康有着不可估量的价值。

除了在心理健康方面的促进作用，正念也对身体健康有着积极影响。我们的身体健康和心理健康是两个相互联系、紧密影响的系统。正念在最开始被提出的时候，是用来帮助门诊患者缓解疼痛的。后来有大量研究证明，正念练习可以有效缓解由于压力带来的躯体化反应，有效缓解慢性疼痛，降低与慢性疾病相关的风险，如心脏病和高血压等。不同于传统医学仅仅关注身体上的病痛，正念可以从心理层面有效地帮助人们面对疾病和痛苦，也

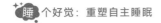

能切实地从生理和行为上改善健康状态，从而帮助人们从身心分离的状态走向身心合一的平衡，更有能量和活力去面对生活中各种各样的情况。

当大家能够从科学的角度去理解正念时，就不会对正念产生误解。比如，有的人会觉得正念具有某种神秘主义色彩，或者担心练习正念是否会"走火入魔"。当你了解了正念是什么，以及它的机制，你就能明白正念训练是一套科学的训练方法，与任何特定的宗教信仰无关。而且，因为正念是我们自主的大脑训练，整个过程都在我们的可控范围内，尚没有证据表明正念会带来负面影响。正念训练与身体锻炼十分相似，它只是一种锻炼大脑的方式。如果按照科学的方法进行，并且跟随经验丰富、可靠的指导者，正念训练是完全安全的。

八个练习助你心情好、睡得香

八个极简大脑训练，可以循序渐进地帮助你重新获得自主睡眠、心情愉悦的能力，让你心情好、睡得香，重拾人生的幸福快乐。

一、葡萄干练习

葡萄干练习在所有正念入门练习中都是一个非常重要的环节。

请将一颗葡萄干放到你的手掌中，用你的眼睛来探索这颗葡萄干，就好像你过去从来没有看到过这个小东西一样。带着好奇，带着温柔，全心全意地、认真地去看。你可以留意一下光线是如何照向这颗葡萄干的，也可以去探索一下它表面的隆起和凹陷。觉察一下这颗葡萄干是否有些地方有阴影，有些地方有光泽呢？让你自己能够透过眼睛全然探索这颗葡萄干。你可以想象，你是一个外星人，第一次来到地球，第一次见到它，你可以尝试着用拇指和食指把它拿起来翻转一下，从不同的面去探索它。

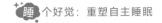

现在请把你全部的注意力放到触觉上。去感受这颗葡萄干触摸起来是黏黏的还是干燥的？是粗糙的还是光滑的？你可以轻柔地去转动一下这个小东西，特别留意一下松松软软的部分，再去留意一下比较结实的部分。无论你有什么发现，在此刻，在当下，请你清楚地觉察你的感受。

现在请将葡萄干送到你的鼻子下面，使劲用鼻子吸气，觉察一下这颗葡萄干有没有气味。如果有气味，它是什么样的气味，是浓的还是淡的？这个气味会发生变化吗？比如它会越来越浓或者越来越淡吗？

现在你慢慢地拿着这颗葡萄干，可以先把它放在你的嘴唇上，让你的嘴唇去感受一下这颗葡萄干，然后轻轻地把它放到你的嘴巴里面。留意一下，你的舌头触碰到葡萄干的时候所产生的味觉，再去留意一下你有没有一种很想把它一口吃下去的冲动？如果你发现了自己有这样的念头，记得先不要一口把它吃下去，那可能是我们平时吃葡萄干的习惯，你现在需要按下暂停键。当你留意到自己有这个念头的时候，你要再次将注意力放到你的舌头上，去觉察葡萄干的味道。

接下来，试着用牙齿轻轻地咬下一点点葡萄干，留意一下你口腔里面的味道。慢慢地多咬几次，去留意一下味道会不会发生改变。你尝到味道的地方是在你口腔的什么部位呢？慢慢地去感受它。

这样的体验可能和你以往吃葡萄干都不一样，没有关系，请你仔细地去觉察每一个小小的体验。

如果你通过以上步骤，已经完完全全觉察到了葡萄干的每一个小小的角落，留意了每一个细微的过程，那就可以结束练习了。记得用文字记录下你用正念的方法吃葡萄干的所有感受，也请你继续带着这种觉察进入你生活当中的每一刻。

二、觉察情绪

1. 觉察正面情绪

首先，找一个你觉得舒服的姿势坐好，背部直立，双肩放松，保持背部离开椅子。当你准备好了，就轻轻地闭上眼睛。

接着去回想一件让你非常开心的事情。如果你现在就感觉很开心，那你也可以用你此刻的心情来做练习。在你感觉到这种快乐的情绪升起的时候，你可以把自己的关注点从外界拉回到你此刻的身体感受上，尝试去觉察这些情绪带给你怎样的身体感觉。比如说你会感到你的嘴角在上扬，你脸部的肌肉在收缩，你可能会觉得有点热热的，也可能会觉得心跳变快，不要去预期或者分析自己有这样的感觉，如实地去觉察它们就可以了。接下来请用10秒钟的时间，仔细地去观察你身体上产生的所有感觉。

接下来，你可以把注意力放在你身体感觉最明显的那个区域，尝试带着好奇心去探索和了解那个区域的感觉。比如说那个感觉具体在你身体的哪个地方？这种感觉有没有某种轮廓，是圆的、方的，还是不规则形状的？去感受它。你的感觉有多强烈？是很强，还是中等强度或者只是微微的？这个感觉有怎样的质感，比如可能是微微发麻的，或者是很硬的，也可能是很柔软的，又或者是一种弥散的感觉。你可能还会发现，这些感觉一会儿强一会儿弱，有些时候也会是持续不变的。不论这个感受究竟是怎样的，都请你认真地去观察它、感受它。你可以试着允许所有感觉的存在，并且在感受这些感觉的同时继续保持呼吸，继续去觉察它们。你可以在心中默默地对自己说：此时此刻，我有这样的感觉是可以的，我可以去觉察它、了解它。慢慢地重复这句话：此时此刻，我有这样的感觉是可以的，我可以去觉察它、了解它。

最后，做几次深呼吸，感受一下此刻你身体整体的感觉。不管这个感觉是怎样的都可以，然后你可以慢慢睁开眼睛，结束这个练习。记得用文字记录下你刚才所有的感受。

2. 觉察负面情绪

首先，找一个你觉得舒服的姿势坐好，背部直立，双肩放松。当你准备好了就轻轻地闭上眼睛。

接着，你可以回想一件让你不太愉快的事情。或者如果你现在就感觉有一些不愉快，那么你就可以用此刻的负面情绪来做练习。

当你感觉到负面情绪升起的时候，你可以把自己的关注点从外界拉回到自己此刻的身体感受上，尝试去觉察这些负面情绪带给你怎样的身体感觉。比如你的胃可能会收缩，你可能会觉得有些胸闷，你也可能发现自己的呼吸加快了，或者觉得头脑发热。不用去预期或者分析自己有怎样的感觉，如实地去觉察它们就可以了。

下面请用 10 秒钟的时间，去静静感受一下你的身体感觉。

接下来，请把注意力放在你身体感觉最明显的那个区域，带着好奇心去探索和了解那个区域的感觉。比如那个感觉具体在你身体的哪个部位？有没有某种轮廓？是一个圆形的区域、方形的区域，还是一个其他什么不规则形状的区域？都可以，去感受它。

你的感觉有多强烈？它可能很强，也可能是隐隐的，只有一点点。这个感觉有怎样的质感？比如它可能是微微发麻的，或者感觉像很硬的一块，又或者可能是弥散着的某种感觉。你可能还会发现这些感觉会随着时间变化而改变，比如一会儿变得强烈，一会儿又弱下去，也有可能在一些时候是持续不变的，去仔细地观察它。不管这个感觉究竟是怎样的，你都可以试着在内心允许这个感觉在此刻存在，并在感受到这个感觉的同时继续呼吸，继续去觉察它。你还可以在心中默默地对自己说：此刻有这样的感觉是可以的，我可以觉察它、了解它。慢慢地重复这句话：此刻有这样的感觉是可以的，我可以觉察它、了解它。

最后你可以再做几次深呼吸：吸气——呼气，吸气——呼气，去感受一下此刻你身体的整体感觉，不论这个感觉是怎样的，你都可以在觉察完后慢慢地睁开眼睛，结束这个练习。最后，请用

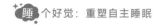

文字将你的感受记录下来。

3. 觉察平静的情绪

首先，找一个让你觉得舒服的姿势坐好。背部直立，双肩放松。请不要把你的背靠在椅子上。如果坐着的姿势会让你感觉疼痛难忍，你可以选择平躺的姿势来完成练习。当你准备好了，就轻轻地闭上眼睛。

接着，请你回想一件让你很平静的事情，它可能没有什么特别新奇的地方，无法让你产生什么情绪反应，也有可能会让你有一些微微的喜悦。如果你现在就处在这样平静的状态下，也可以用你此刻的感觉来做练习。

请你开始去感受自己平静的状态，把自己的关注点从外界拉回到你此刻的身体感受上，尝试去觉察这种平静的感觉，它带给你怎样的身体感觉？可能一开始你会觉得没什么感觉，但随着你的回忆，你会慢慢陷入某种深思里面。可能你的头会微微地低下来，可能你的身体会感觉到有一些放松，可能你会感觉到一丝丝的无聊，或许你还会有不知所措的感觉，不要去预期或者分析自己有怎样的感觉，如实地去观察它们就可以了。接下来，请你用10 秒钟的时间仔细地去体会自己在平静的状态下整个身体是什么状态。

接下来，请你把注意力放在你身体感觉最明显的那个区域，尝试带着一些好奇心去探索和了解那个区域的感觉，比如那个感觉具体发生在你身体的哪个部位？它有没有某种轮廓？圆形的，方形的，还是不规则的？

你的感觉有多强烈？可能很强，也可能没有什么太大的感觉。这个感觉有怎样的质感？你可能会觉得微微的发麻，或者觉得像很硬的一块，又或者是弥散着的某种感觉。你可能还会发现你的感觉会起起伏伏，一会儿强烈一会儿又弱下去，有些时候它也可能是持续不变的。

不论这个感觉究竟是怎样的，你都可以试着允许这个感觉在此时存在，并在感受到这个感觉的同时继续呼吸，继续去觉察它。请你在心中默默地对自己说：在此时此刻，我有这样的感觉是可以的，我可以觉察它、了解它。慢慢地重复这句话：在此时此刻，我有这样的感觉是可以的，我可以觉察它、了解它。

然后，做几次深呼吸：吸气——呼气，吸气——呼气，感受一下此刻你身体整体的感觉，无论这个感觉是怎样的都可以。

最后，请你慢慢地睁开眼睛，结束今天的练习。记得用文字记录下你的感受。

三、觉察声音

首先，你需要找一个不被干扰的环境。你可以坐着，也可以躺着。你可以轻轻地闭上眼睛，通过有意识的呼吸来放松身体，然后把你的注意力放在身体上。

接下来，你可以继续闭上眼睛，打开身体的通道。想象一下自己的身体跟随自己的耳朵变成一双无形的大手，不断地伸向周围的世界，伸向远方，可以捕捉到周围世界的所有声音。或者你可以想象一下自己就像一个初生的婴儿，刚刚来到这个世界，带着好奇去聆听这个世界的声音，所有的声音。就是这样，你的身体非常放松，你不需要用力，不需要刻意去捕捉，不需要去给声音命名，也不需要去定义声音，听就只是听。

如果你在房间里，试着去听听房间外的声音。远的、很远的、更远的声音，听听有没有声音？什么声音响起来了？什么声音消失了？听一听那些明显的大的声音，再听一听有没有小小的细微的声音。左边的、右边的、前面的、后面的、上面的、下面的，所有的声音。

注意声音在没有响起来时的安静，注意声音消失以后的安静，注意声音与声音之间的间隙。感受这份宁静，就是这样，全然地放松，全然地打开自己，专注而又轻松地聆听。看看你能听到多少种声音。这是一个有声的世界，又是一个安静的世界。

然后，你可以试着把注意力再次带回到房间，回到自己的身上，看看房间里，看看身边，看看自己的身上有没有声音。看看平时自己有没有注意到这些声音。就是这样，不需要用力，非常放松地去聆听。

接下来，请用2分钟的空白时间，没有指导语，继续打开自己，放松地聆听。从远处到近处，从身边到远方，带着好奇去感受所有的声音。现在就去感受你身边的声音吧。

好了，2分钟已经到了，你有什么感觉？你都听到了什么样的声音？现在你可以慢慢地睁开你的眼睛，结束这个练习。请用文字记录下你所有的感受。

四、觉察想法

我们来练习觉察你的想法。找一个舒适的地方安稳地坐下，确保在接下来的时间内不被打扰，背部直立，双肩放松，下巴微微内收，双手放在身体两侧或者平放在腿上。当你准备好了，轻轻地闭上眼睛，开始这个练习。

首先，将你的注意力从外界拉回到自己身体的感觉上。去觉察每一次呼吸的感觉。空气从鼻腔进入，又从鼻腔出来，腹部随着每一次的呼吸一起一伏。

现在，把你注意力的焦点，从呼吸转移到听觉上，花一点时间去静静地聆听周围的声音。没有必要特意去聆听某种声音，让自己的耳朵打开，接收来自各个方向的声音：近处的、远处的、前面的、后面的、里面的、外面的。你听到了什么？你可能会在听到声音之后立即给它贴上一个标签，比如它是空调声、汽车声、呼吸声、小孩子的打闹声等。尽量只把你听到的声音，单纯地当作声音，而不管它是什么声音，把你的注意力放在对声音的原始感觉上。

　　你也可能会发现你自己在思考这些声音，比如它们的意义、它们的影响、你自己是否喜欢这些声音等。如果你发现自己在思考这些声音，试着重新去感知这些声音原本的属性。比如，它们的音高、音质、时长等。

　　如果你的意念没有集中在声音上，这是非常正常的。你可能会走神，那你只需要在每次发现自己走神的时候，重新把你的注意力拉回到声音上就可以了。继续去感知这些声音，关注它们不断发出又不断消失，再次出现又再次消失的过程。

　　现在请你停止对声音的关注，将注意力放在你头脑中出现的想法和念头上，你会发现周围不断出现与消失的声音和我们头脑中不断出现和消失的念头非常相像，它们都是一直在流动着。现在请你试着用刚才对待声音的方式去对待你的念头和想法。你刚才倾听声音的时候，你会注意到它们的出现、持续和消失，那么同样的，请你尽量将注意力放在你头脑中念头的出现、持续和消失上，你不用试图去促使它的来或者去，也不要试图去赶走它们，只是让它们按照自然的节奏出现、持续、消失。你可以想象这些念头就像路上的车辆和人群，你现在坐在路边静静地看着它们来来往往，而不是去试图改变它们。你也可以想象这些念头就像天空中的云朵，时而乌云密布，时而白云轻飘，而你需要做的只是去注意这些云朵不断地变化着，来来去去，产生、持续、消失，而不要试图去改变或者分析它们。

　　带着好奇心去观察这些念头和想法，不要去评判它们是对还是错，是好还是坏。你所要做的只是安静地看着它们产生、持续、消失。如果在这个练习的过程中，你产生了一些类似于这样的念头：我觉得我的身体好酸，我觉得我坚持不下去了，这个练习好无聊，我喜欢这种宁静的感觉……不管你产生了什么样的念头，也都请你采取同样的方式去对待它们，不要和它们纠缠，只是看着它们在你的大脑里面产生、持续，然后消失。

最后，请你以一次深呼吸来结束今天的练习，吸气——呼气。然后慢慢地睁开眼睛。这个练习到这里就结束了，请用文字记录下你刚才的那些感受。

五、觉察呼吸

请找到一个舒适的地方坐下来，确保没有人打扰。你可以坐在垫子上或者椅子上，头和颈部保持平衡，背部直立，双肩微微放松下垂，整个躯干直而不僵，感受臀部和大腿安稳地支撑着你的上身。当你准备好了，就请你轻轻地闭上眼睛。

首先，试着把注意力从外界带到你的身体上，觉知你身体的感觉，你可以去留意身体与垫子或者椅子接触的部分，感觉身体重量所带来的感受。

接下来，请把注意力放在你的呼吸上。觉察你的腹部随着吸气而扩展，随着呼气而下沉，或者是你的胸腔一起一伏。不要用任何方式去控制你的呼吸，不要让它变得有所不同，什么都不要去改变，只是自然地让身体用你现在的方式呼吸就可以。

你也可以去留意你的鼻腔，去觉察空气进入鼻腔的感觉，离开鼻腔的过程，或者是其他任何你觉得你在呼吸的时候感觉最明显的地方。在整个练习的过程中，一直让身体的某个部位和呼吸连在一起，如果你开始的时候注意的是腹腔、胸腔或者鼻腔，那么你可以一直注意感受那个部位在呼吸时产生的感觉。

继续去觉察你的呼吸，感受每一次吸气，新鲜的空气充满了你身体的内部，以及每一次呼气，体内的浊气向外释放的感觉。你也可以试着去留意每次呼吸之间的停顿，觉察呼气和吸气的间隙，这样会让你更容易将注意力放在自己的呼吸上。

接下来，将会有 3 分钟的时间，请按照刚才的指引去觉察自己每一次的吸气、呼气、身体的感觉、呼吸之间的停顿、呼气和吸气之间的间隙。好了，现在你可以去安静地觉察你的呼吸。

3 分钟时间到，你有没有发现，始终保持注意力在你的呼吸上并不是一件容易的事情。你的思绪会转移到其他的事情上，比如陷入对过去的回忆或者为未来而担心。你也可能会感到不耐烦、无聊，甚至犯困，或者只是思绪在漫无目的地四处漂移。无论你脑海中涌现出来的是什么，都没有关系。当你在这一刻觉察到你的注意力又一次飘走的时候，这很好，说明你又有了一个重新回归于专注的机会。你可以去观察一下，那一刻你的注意力去了哪里，然后温和地把它重新带回到你所觉察的身体部位，不管是鼻腔、胸腔还是腹腔，回到你当下正在进行的那一次呼吸上，不管在那一刻是呼气还是吸气。当你的注意力不断地回到呼吸上面，我们的觉察能力就在持续地加强，温和却又非常坚定。当你习惯了这样的过程后，尽你所能，在接下来的时间里持续保持对呼吸的专注。你可以把这种方法用在你日常的工作和学习上，去看一看是不是此时你的注意力又飘走了，那你就可以借助呼吸作为一个锚点，把注意力温柔地拉回来。

好了，现在你已经完成了专注呼吸的练习。请你慢慢地睁开眼睛，活动一下你的双肩，动一动你的手指，动一动你的脖子，去感知一下你的内在和四周，看看有没有发生什么新的变化。请继续带着觉知，开始接下来的工作和生活。

这个练习就到这里了，请用文字记录下你觉察呼吸的感受。

六、身体扫描

请找一个不被打扰的时间，让自己舒服地平躺下来，可以是在床上，也可以是在厚的地毯上或者其他柔软的地方。躺下来的时候，让你的背部和头部完全接触床或者毯子的表面，双脚不要交叉，自然地分开，两只手放在身体的两侧，轻柔地闭上眼睛。如果你现在确实没有办法躺下来，那你也可以端坐在椅子上，双脚分开，双手自然地搭在膝盖上，保持你的脊柱直立。正念练习开始了。

现在要进行的是身体扫描。花一点时间把你的注意力从外部世界慢慢地拉回到你自己的身体上。先去留意一下你的身体与床、地毯或者椅子接触的位置，去感受身体的重量所带来的压力感，以及你的身体被托起来的厚实感和支持感。

接下来，想象你的注意力是一盏探照灯，你可以把它照向任何你所要照向的身体部位，保持一段时间，再将它依次转移到别的地方。

先将你的注意力放到你的头部，感受头发和头皮接触的感觉。如果没有什么特别的感觉也没有关系，没有感觉也是一种感觉。伴随着呼吸把你注意力的探照灯往下移动到你的前额，还有太阳穴，停留一会儿，去感受这两个部位的感觉。接着把注意力的探照灯继续往下移，去感受你的眉毛和眼睛，感受你的眉毛是否皱起，感受你的眼皮接触的感觉。接着，把注意力转移到你的鼻子，从鼻孔到鼻子的表面，去感觉你的整个鼻子，去感受空气从鼻子中进来，再从鼻子中出去的感觉。接着把注意力转移到你的嘴部，去感受你的上嘴唇、下嘴唇，然后是你的牙齿、舌头。你可以去感受一下你的舌头接触下颚的感觉，或者唾液充满整个口腔的感觉。然后，把注意力转移到你的脸颊，脸颊上有什么感觉？是冰凉的还是温暖的，是舒展的还是紧绷的？

现在请你完整地感受一下你整个头部和面部的感觉。如果你发现自己的注意力游离到呼吸和身体之外，没有关系，这非常正常。如果你觉察到自己跑神了，轻柔地觉察一下它去了哪里，然后再温柔地把它带回到你正在关注的身体部位上。

　　把你注意力的探照灯慢慢地从面部往下移，移动到你的脖子和喉咙的位置，去观察，它们有什么感觉，脖子是僵硬的还是放松的？喉咙是湿润的还是干渴的？

　　接下来，慢慢地把注意力顺着你左边的肩膀依次移动到手臂、手肘、手腕，再到左手的手指，感受一下左手的手指头此刻的感觉。再从你的手指头出发，慢慢地回到你的手心、手背、手腕、手肘、手臂，再慢慢地回到你左边的肩膀，依次去观察它们的感觉。

　　现在请把注意力的探照灯从左边慢慢地移动到右边，从你右边的肩膀依次移动到你的手臂、手肘、手腕、手背、手心、手指头，去依次感受从肩膀到手指头每一个部位的感觉。再慢慢地让注意力从你右手的手指回到你的手心、手背、手腕、手肘、手臂，最后再回到你右边的肩膀。

　　现在你同时感受一下你左边的肩膀和右边的肩膀是什么感觉。你可以试着把肩膀放松一下，不行的话也没有关系，你的肩膀是什么样子就是什么样子。

　　接下来，把你注意力的探照灯集中在你的胸口和腹部的位置。你也可以慢慢地去觉察，随着呼吸的进入和离开你的胸腔和腹腔所产生的变化，去感受吸气的时候，它们轻轻地胀起来，吐气的时候，它们慢慢地落下去。去感受胸腔和腹腔随着呼吸一起一伏所产生的感觉。

　　然后，把注意力从你的前方移动到后方，去觉察一下你整个背部脊柱的感觉。如果你是躺在床上，你可以去感受一下你整个背部和床或者毯子接触的感觉；如果你是坐在椅子上，你可以去觉察一下你整个背部直立的感觉。

现在让我们把注意力的探照灯接着往下移。随着你的呼吸轻轻地把你注意力的探照灯从臀部依次照向左边的大腿、膝盖、小腿、脚踝、脚背、脚掌，再到你左边的脚趾，依次去关注每一个部位，最后到每一根脚趾。带着温和、好奇的态度，去留意每一个部位的感觉，去感觉它们也许是麻麻的，也许是温暖的，也许什么感觉都没有，没有关系，无论它们是什么感觉，去注意它们就存在于此时此刻。

现在给你一点"自由活动"的时间，请你把注意力从背部移到臀部，然后往下依次到你的脚趾。

好，现在再把你的注意力从你左边的脚趾依次带回到脚掌、脚背、脚踝、小腿、膝盖、大腿，去感受每一寸的皮肤、肌肉和骨骼是什么感觉，觉察那里的温度和压力。

请你去感受整条左腿的感觉。

接下来，请你将注意力带回到臀部，感受臀部和床或者凳子接触的感觉。

现在，从臀部出发，把你注意力的探照灯移动到右边的大腿上，依次照向膝盖、小腿、脚踝、脚背、脚掌，一直到你右边的每一根脚趾，去感受整条右腿的皮肤、肌肉和骨骼有什么感觉，觉察那里的温度和压力。

接下来，你去感受一下你整个右腿是什么样的感觉。

然后，慢慢地把你的注意力从右边的脚趾带回到你的脚掌、脚背、脚踝、小腿、膝盖、大腿，最后回到臀部。

现在你去注意一下，你整条左腿和右腿感觉上有什么不同，或者也没什么不同，是什么样就是什么样。

至此，我们已经完成了一个简单的身体扫描。请你深深地吸一口气，然后缓缓地呼出。随着每次呼吸的进行，感受身体内旧的废气排出，新的空气填满。现在请你放下对呼吸的觉知，只是躺在那里或者坐在那里，让身体保持现在的状态。你去感受身体现在的安宁的感觉，这正是它原本的状态，你的思想已经和你的身体融为一体，请在这种感觉中待一小会儿。

好了，在睁开眼睛之前你可以轻轻地按摩一下你的脸，可以左右晃动一下你的身体，动动你的手指或者脚趾。然后你就可以慢慢地坐起来或者慢慢地站起来。

请你慢慢地睁开眼睛回到当下所处的世界吧。

七、与疼痛共舞

这个练习是用正念应对疼痛。

疼痛是我们身体释放出来的强烈信号，让我们不得不关注它。医生或许有止痛方法，但是我们自己也需要暂时去忍受疼痛。在这次正念练习中，让我们试着以另一种角度去看待疼痛。

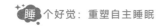
睡个好觉：重塑自主睡眠

现在请你找一个安静的地方，确保自己不被打扰。根据你自己的身体情况选一个舒服、方便的姿势。当你准备好了，请你轻轻地闭上你的眼睛。

首先，试着将注意力放在你的呼吸上。自然地吸气，自然地呼气，感受呼吸时空气进入和离开身体的感觉。随着呼吸慢慢地将注意力轻轻地扫过你的身体。让注意力来到你的头部、肩部、胸部、背部、腹部、腰部、臀部、大腿、小腿、双脚。请你留意一下，有哪里是疼痛的吗？让注意力在有疼痛感觉的地方停留，试着放下思考，单纯地与疼痛的感觉同在。带着好奇开放的态度全身心地去体会这份疼痛的感受。

如果我们强烈地想摆脱疼痛，这份挣扎反而会让我们觉得疼痛变得更加剧烈。

请你现在把注意力带到让你觉得疼痛的地方，试着去与这种感觉和平共处。这听起来有点奇怪，你可以想象一下，就像接待一个经常上门撒泼的客人一样，冷静地对他说：你又来了吗？现在让我看看你今天有什么情况。你的疼痛感可能就是这样一位经常上门撒泼的客人。

你可能会感到疼痛的程度变得剧烈。没有关系，让注意力停留在那里，体会这种感觉是如何存在的。

你也可以去留意它的变化。去留意疼痛的范围，去觉察你是可以包容这种感觉的，好像它不是你的疼痛。

你也可以尝试着以一种站在更高处的感觉去观察它。你不需

058

要用好、坏、喜欢、不喜欢去形容它，你只需要充分地去感受它。

在刚才的一分钟的时间里，你疼痛的感觉是越来越强了，还是越来越弱了？或者是一会儿强一会儿弱，都可以。去全然地体会它的存在。

现在请你继续自然地呼吸，同时慢慢地放松你的身体。在这颗星球上，每个人都值得被善意地对待。这种善意同样可以落在你的身上，试着去体会它。你可以想象温暖的阳光洒满你的全身，疼痛慢慢地减弱了。你也可以想象徐徐吹来的微风抚摸着你的身体，疼痛慢慢地消失在风中。继续自然地呼吸，放松你的身体。

接下来，你可以试着将手掌贴在胸口，如同呵护一个受伤的孩子，对自己说：没关系！慢慢地敞开心扉，让这种关怀的善意与自己融为一体，成为自己的一部分。深深地去滋养你自己。

当你准备好了，你可以动一动你的手指和脚趾，慢慢地睁开你的双眼。

这个练习到这里就结束了，请你用文字记录下你刚才的感觉。

八、正念使用手机

这个练习是让你运用正念使用手机。

找一个舒适的坐姿，保持警觉，后背挺直。放松一下，准备好之后就要开始练习了。

你可以转动一下你的肩膀，做几次深呼吸。慢慢地把觉知和

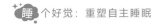
注意力放在你的身体和情绪状态上。

打开你的手机主页，在打开你最喜欢的社交媒体网站或者应用程序之前，你可以考虑一下自己的意图和期望。请你专注在你想要打开的应用程序的图标上，去注意你的心理和身体有哪些感受和体验正在出现。你为什么要打开这个网站或者应用？你希望看到什么？你不希望看到什么？当你看到他人发布的内容有了更新，你会如何回应？

查看你的社交媒体或者某个应用程序，是因为你对与其他人产生连接有兴趣，还是只想转移注意力和分散注意力？也或许你只是想打发时间。

现在请你点一下你想看的那个图标，在等待它打开的时间里，请你闭上眼睛把注意力带到此刻的情绪状态上，并做三次深呼吸。

现在请你睁开眼睛，看看你的这个社交媒体或者网站上，最近更新的一个动态或者一张照片，也有可能是一篇文章。然后请你再次闭上眼睛，去注意一下，你有什么反应，有什么样的情绪产生。是感到兴奋、无趣、嫉妒、后悔、害怕，还是其他某种情绪。这种情绪在你的身体和心理上的体验是怎样的？你有什么样的冲动？你是想阅读整条动态并回复分享自己的看法，还是有其他的冲动呢？去觉察一下。

请你等待片刻做一两次深呼吸，直到你刚才感受到的这种感觉和情绪慢慢地淡去。

把你的注意力拉回到你的身体、呼吸或者周围的声音上。

当你已经完全觉察到你自己的内心和身体上的感觉，这个练习就结束了。

你可以选择在任何一个你想刷手机的时间里去完成这样一次简短的练习，然后用文字记录下你的感觉。

如果你和我
有一样的困惑，
请别再走我
之前走过的路。

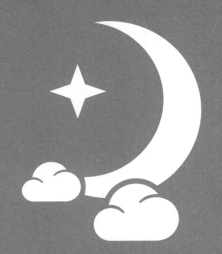

立 明

- 科学睡眠教练
- 正念幸福教练

重　生

　　我睡眠不好有 20 多年了，最初每晚还能睡 2 ~ 3 个小时。2019 年，更年期到来，失眠、便秘、抑郁、焦虑、头脑昏沉、四肢僵硬等各种症状，如洪水一样突然暴发。我感觉自己像是整天闷在一个不透气的罐子之中，生命似乎已经走到了尽头，人虽然活着，但已经如一具行走的僵尸。

　　每遇到关爱我的人说："你怎么这么瘦！脸色这么差！刮大风可记着抱着大树，要不然被刮跑了！千万别减肥了啊！"我泪眼婆娑，心里有说不出的委屈。到后来熟人都不知怎么安慰我，我也觉得自己快要变成祥林嫂了。

　　我是在晚上 10 点左右就犯困，上床后却翻来覆去睡不着，偶尔睡着了，到凌晨一两点就醒了，然后睁眼到天亮。为了能坚持上班，我开始服用睡眠辅助药物，服药后能睡着，但是第二天头脑不清醒。服药持续了半年后，我觉得这样下去我就真完了，不能甘心等死啊！于是我尝试到户外晒太阳、运动等方法自救，心想身体累了，就能睡着了。运动还是起了点作用，但也没有大的改善。

后来同事介绍说某大医院的中医大夫医术高明，尤其擅长用针灸治疗更年期症状，于是我又开始奔赴各医院，中药、西药、针灸疗法用了一年多，稍微缓解了些，但是身心仍然疲惫不堪。

就这样熬到了 2022 年 8 月，我先生在电话里说"你回来一趟吧，我在网上发现了一个疗愈方法"。那时候因为彼此性格原因，我们的关系从战到逃，再到苦瓜脸对苦瓜脸相对无言，进而我被迫离开了家。在离家的日子里，我总在自问，生活为什么变成这样？为什么两个人都挺好的，在一起生活就矛盾重重呢？为什么我没有发自内心地感到快乐？症结在哪儿？为了快速走出来，我在网上疯狂购买情商、逆商、记忆法等网课，还针对腰椎病报了一个游泳班。

回家后，他说正念能疗愈失眠和焦虑，于是我毫不犹豫地买了课，跟着老师学习了两个月的正念疗愈抑郁和睡眠的课程。这次我的睡眠有了些许改善，每天能睡 4 个小时，但是为什么要练习吃葡萄干，以及前面的一系列问题依然困扰着我，不得其解。

我先生说网上有好多正念疗愈的方法，让我再查一下。于是我刷到了很多有关正念的信息，其中有一个北大心理学博士后和北师大脑科学博士的"告别情绪内耗"的课程吸引了我。这不就是我要解决的问题吗？我迫不及待地想知道"怎么告别"。

为了吸取教训，我不再盲目冲动买课，听了戴戴老师近一个月的直播后，我尝试着买了 3 天的入门课。戴戴老师说："情绪是因，睡眠是果，你总在果上用功是没有用的。"这样的思维逻辑让

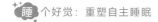

我耳目一新，颠覆了我之前的认知。嗯！这个老师靠谱！

学了 3 天"告别情绪内耗"的课程后，我才真正意识到我所有问题的症结都是"情绪"惹的祸，消极情绪才是失眠问题真正的元凶。根源找到之后，就如同拨云见日，我不再怀疑，2023 年 1 月，我便带着我的若干疑问走入了第八期幸福减压训练营。

训练营里的第一堂课"破除心魔，识别情绪内耗的本质"对我触动最大，弥补了我对脑科学知识的空白。我知道了情绪产生的原理、前额叶和杏仁核的作用及相互影响，我的大部分疑惑在前三堂课学习完后，逐步释然。

原理通了，但是还需要在练习中逐渐收获感受，于是我每天按照老师的课程进行练习，每周的新课反复听，复盘打卡，仔细琢磨老师分析问题的方法和思维逻辑。

练习是硬功，别人帮不上忙，必须自己练。我牢记戴戴老师说的"一分学，九分练"。

前两周，我应对夜里睡不着的方法，就是进行戴戴老师教的觉察呼吸的练习。睡不着千万别躺在床上刷手机，马上起来坐在垫子上练"觉察呼吸"，将一个音频设置成循环播放，一遍又一遍地练，什么时候练困了，什么时候再重新上床睡觉。第三周的时候，我就能睡到凌晨四点多了。

我刚开始做觉察呼吸练习时，注意力有时候根本不集中。如果放到以前，我会自责，但自从跟着戴戴老师学习之后，我时刻坚守正念的原则——有觉察、不评判、在当下。

　　慢慢地，我在练习中找到了当下的自己，才发现原来睡觉时我的手总是紧攥着放在胸前。做身体扫描练习时，我感觉不到每个脚趾的具体存在，学蛙泳蹬腿时我也不知道脚掌朝什么方向。

　　自 2023 年 1 月入营到当年 5 月初，胸闷的感觉慢慢没有了，不知道从什么时候开始我的心情舒畅了，四肢不再沉重，看到熟人我会发自内心地笑。

　　在做觉察声音和觉察想法练习时，听着老师的音频，我的脑海中再现出我和先生最近的对话，他的每一个表情、语气、语调等细节。问题一个个被"复原"后，我用老师的方法将其拆解，使其逐渐清晰化，然后我发现很多问题都不是真实存在的，而是我想象出来的。

　　训练营课程结束后，我深觉自己受益匪浅，回想自己当初的痛苦，真是不堪回首。为了进一步学习正念，获得让全家幸福的能力，我又购买了正念幸福课程。

　　按照戴戴老师在课程里讲的睡眠专题，我观察自己的睡眠规律，并为自己制定了睡眠方案。坚持做下来效果很好，我的专注力提高了，记忆力也提升了，四肢变得柔软而轻盈，慢慢恢复了自主睡眠的能力，现在每天睡眠近 7 个小时，我复活啦！

　　正如戴戴老师讲的："我们能改变的只有自己，当你自己改变，其他的一切都会水到渠成。不管你现在遇到的情况有多糟糕，我都想邀请你，专注做好自己能做的事。解决你人生中的 99% 烦恼的秘诀是：自己一好，天下皆好！"

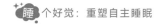

　　总结我重生的关键，那就是：找对老师，用对方法，肯下功夫，三者缺一不可。

　　如果你和我有一样的困惑，请别再走我之前走过的路，直接来找戴戴老师。

当你一点一点
解决了情绪问题，
慢慢让自己
放松下来，
睡个好觉真的
就是水到渠成的事。

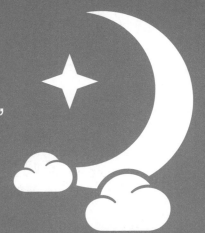

Cici

- 科学睡眠教练
- 公务员
- 心理咨询师
- 正念幸福教练

我做了妈妈以后把睡眠弄丢了
——16 年的睡眠问题 2 个月彻底解决

　　我出生在部队医院，是在部队大院里长大的孩子，从小听着熄灯号呼呼入睡，但是清晨的起床号在记忆中好像并不存在。成年后我离开了大院，至今还经常怀念听着熄灯号入睡的日子。

　　长大后参加工作，到后来结婚有了自己的小家，我一直都是睡得香的状态，也从来没有觉得能睡个好觉是一件幸福的事情。

　　自从我怀了宝宝之后，睡觉这件事情就开始困扰我了，算起来竟然长达 16 年之久。我的睡眠时好时坏，像一匹脱缰的马，根本不受我的控制。

　　记得我是从怀孕后期开始出现睡眠问题的。那时候我的体重从 92 斤增长到 146 斤，我根本无法躺下睡觉，只能半靠在床头睡，再加上胸闷气短，现在回想起来当时真的是太难受了。

　　原以为孩子生出来后就好了，谁想到自打孩子出生，她随时想吃奶，我就得马上喂。尤其是晚上睡得迷迷糊糊的，她"啊——啊——"一哭，我还云里雾里、晕晕乎乎的，就得马上把孩子抱在怀里喂奶，经常是孩子吃着奶睡着了，我抱着她也睡着了。

因为是纯母乳喂养，孩子 1 岁多断奶之前我是真的没有睡过一个安稳觉。

后来，我又以为孩子大了就好了，结果娃一天天长大，晚上不睡，早上不起，一天不睡够 10 个小时不算完。我每天晚上为了让她早点睡觉也是想了很多办法：给她讲睡前故事，小家伙越听越精神，我自己反倒是讲着讲着睡着了；放睡前音乐，效果也不明显；关灯关门让她自己睡，过一会儿我像做贼一样偷偷看她，唉，她还没睡，自己在玩呢；有时候我气急了吼她"再不睡要挨揍咯"……就这样每天折腾到 11 点多，这期间我不知道说过她多少次。

第二天一早 6 点半，"妞，起床了，上学快迟到了"，这句话我能重复不下 5 遍。因为孩子睡觉的事情闹得鸡飞狗跳的画面，当妈的人应该都见过。

就这样，处于焦虑中的我，每天晚上想睡睡不着，好不容易睡着了，不是被噩梦吓醒就是被夜里的任何一点动静给惊醒，除了烦就是无奈。

最严重的时候，我两天两夜都没睡着，真的就是睁着眼睛到天亮，白天头疼脑涨该干吗还得干吗，工作生活啥也不能耽误。

我开始自己想办法，最早是喝点红酒再睡，从每晚的半杯到一杯。看似能睡着，但是喝完红酒之后，咚咚猛跳的心脏让我觉得不舒服，第二天早上起来，头晕恶心，不想吃早餐。

之后我偶然间服用了一次富马酸（一种抗精神病药物），睡到第二天中午才醒。当时心想着好久没有睡过这么久了，心里窃喜，可是起床以后就头晕以至于影响开车，这一点让我有些害怕。

对于药效的好奇让我没有放弃，我试着把药量从每次两片减到一片，最后吃半片好像刚刚好，能很快入睡，第二天起来还不那么难受。不管怎么说，能帮助我尽快入睡就好，我也就没有多想，一直这样吃富马酸吃了半年。

可是，半年后我发现了问题。我早上起来体重是 96 ~ 97 斤，吃完早餐后上午再称，体重是 93 斤左右，不一会儿的工夫体重掉了好几斤，这个现象让我害怕了。再有就是我总感觉后腰有些胀，不是太舒服，这估计都是用药的副作用。我当时果断停药，可是停了药后老问题又来烦我。睡不着啊睡不着，眼睁睁看着时间过了半夜 12 点更睡不着。

2023 年 2 月，大数据把戴戴老师的直播间推送给我，她当时在讲情绪。她的笑容、轻松愉快的语气让我愿意停留下来观看，她讲的那些话是那么入我的耳、入我的心。我清楚自己因为睡眠的问题已经感到焦虑了，这种焦虑就是情绪问题。我听到戴戴老师说："情绪是因，睡眠是果，你是在因上努力，还是在果上努力的呢？"想想这么多年因为睡不着、睡不好这件事，我又是换枕头又是换床垫，再不行就喝酒、吃药，折腾来折腾去，也没解决这个困扰我多年的睡眠问题。这下子我仿佛看到了希望，毫不犹豫花了 9.9 元拍下了 3 天的入门课，我想跟着这位有缘让我认识的女博士学习，我迫切渴望能像小时候那样睡个好觉。

通过入门课的学习，我认识了情绪，还知道我们自打出生就拥有自主睡眠的能力。既然是天生的能力出现了问题，那么就可以通过练习来恢复，这下我感觉自己真的是有救了。当时听到戴戴老师讲吃药的副作用时，我就特别后怕，幸亏我只吃了半年，如果真的一直吃下去，还不知道会对身体产生多大的影响。

此后，我抱着试试看的心态报名了戴戴老师的第九期训练营，了解了通过心智觉知练习能够有效改善睡眠。那还犹豫什么，一定要试试看是不是真的有效，别说是 3 ~ 4 周，就算是练习两个月，只要能让我睡个好觉，也可以啊。

前两周我开始练习觉察各种情绪、觉察想法、觉察声音等，做练习的那几分钟里着实让我觉得安静和放松。可是到了晚上我还是睡不着，睡不着就睡不着吧，心里好像没有那么着急和心烦了。

当第三周做到呼吸训练和身体扫描的时候，奇迹出现了，我居然能轻松入睡了，一觉睡到第二天，醒来自己简直不敢相信这是真的。这么多年了，我居然又能够说睡就睡着了！再也不用忍受睡不着带来的煎熬，这种幸福的感觉太久违了。

后来再回想前三周的练习，真的就如戴戴老师所说：当你一点一点解决了情绪问题，慢慢让自己放松下来，睡个好觉真的就是水到渠成的事。

紧接着，我又开始了进阶课程的学习。通过睡眠专栏的学习，我明白了自己之前陷入了睡眠的误区。我以为早睡早起是对的，每个人都应该早睡早起，但其实不是。每个人的睡眠规律和睡眠时长都不一样。我有着和绝大多数人一样的睡眠规律，可是我女儿是晚睡晚醒的类型，而且还是睡眠时长超过 10 小时的长睡者，如果非要用早睡早起来要求她，真的太难为孩子了，还搞得我们关系紧张。

搞明白了每个人都有自己的睡眠规律之后，现在晚上我睡我的，让孩子自己决定几点睡觉几点起，而且她早起上学从不迟到。但因为女儿的睡眠时间和上学的时间会有点冲突，有的时候早晨起来她会哈欠连天，看到女儿这样我真心疼。

我用戴戴老师睡眠课里讲到的内容，给女儿设计了属于她的高效休息方案，从而让她能更好地了解自己，也能更好地适应校园生活的节奏。

周末休息的时候，我会允许女儿按照她的节奏多睡一会儿，再也不一味催孩子起床，去打乱孩子的睡眠节奏了，让孩子踏踏实实睡个好觉。

了解了自己和家人的睡眠规律，也学会了尊重彼此的睡眠习惯，就不会再因为不懂而伤害家人。

通过学习，我还拿下了正念幸福教练的证书，有能力去帮助身边的人了。戴戴老师总说"自己一好，天下皆好"，的确是这样。自己睡得好，精神好，心情自然也非常好，在跟家人、朋友的相处中，把通过心智觉知练习培养的能力运用其中，没有搞不定的人和事，各种关系也能处理得恰到好处。

原本我是一个不善于分享，更愿意站在角落里的人，现在的我却敢于分享并且乐于分享，这些都是认识戴戴老师，跟随她学习和工作后所带来的变化。

我的人生也因为认识了戴戴老师而发生了质的变化，作为戴戴老师的助理和助教，和她一起做"带领100万中国家庭拥有幸福的能力"这件伟大而幸福的事情。这真是我的意外收获，让我觉得意义非凡。

耐心是一种智慧，所有的美好都是慢慢发生的。只要你有想改变的意愿，给自己信心和耐心，足够爱自己，让自己能量满满，我们就有能力帮助想改变的你。

最后，把卡巴金教授的一句话分享给你："**你无法让浪停下来，但可以学会冲浪。**"愿我们每个人都能成为自己人生浪潮中自信并快乐的冲浪手。

找到睡不好觉的
原因，把白天的
情绪调整到位，
晚上睡个好觉，
就会像云卷云舒、
花开花落一样自然。

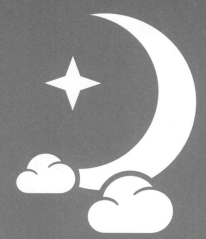

海 韵

- 科学睡眠教练
- 会计师
- 正念幸福教练

全家人一起睡个好觉

我是海韵，是一名会计师。2023 年 2 月，我偶然间刷到戴戴老师的直播间，被她讲课的内容和独特的风格所吸引。关注几天后，我就报名了 37 期公开课。公开课结束后，我又毫不犹豫地报名了训练营。一年多的时间，一路和正念为伴，"有觉察、不评判、在当下"慢慢融入我的生活。

就像只有生病的人才知道健康有多重要一样，只有经历过无眠的人才能懂得睡个好觉是多么奢侈。但有些东西当我们拥有的时候，似乎并不知道珍惜，并不知道如何享受当下的美好。

一、觉察的第一步，是提升认知

在我女儿上初中的时候，我就把她送到寄宿学校。当时认为孩子很自立，但我后来才知道那几年孩子的睡眠是不够的。为了应付学校的检查，她会早早起床，把被子叠整齐；有时害怕第二天因叠被子迟到，晚上甚至不忍心打开整齐的被子，而穿着衣服睡觉。我那时并不知道孩子的睡眠情况这么差，还疑惑孩子为何经常感冒，直到现在才找到答案。由于对孩子的忽视，疏于和孩子的沟通，我不经意间伤到了孩子，却浑然不知。

孩子在上高中的时候，睡眠时间更少了，每天叫孩子起床上学是我们家很重要的一项"工作"。抛开孩子的习惯问题，我非常感谢我的妈妈。她会一遍一遍地叫孩子，孩子会说"我再睡一分钟，我再睡一分钟"……就是那短短的"一分钟"，对于那时睡眠不足的女儿来说是多么的宝贵。我感激妈妈那足够的耐心，也能感到妈妈对孩子的心疼。

高考前夕，孩子真的太累了，甚至连洗头发的力气都没有。晚上我一边帮孩子洗头发，一边给孩子按摩。洗头发可能也就十多分钟，洗着洗着，孩子有的时候就睡着了。

之前我并不知道什么是"睡眠剥夺"，那时我认为孩子当下的任务就是学习，唯一的目标就是考个好大学。殊不知，当时的睡眠不足不仅直接影响了孩子的学习，更影响了孩子的健康。

孩子的睡眠本没有问题，只是顶着高考的压力，不能睡，没有时间睡。我不是一个合格的妈妈，没有看到当时孩子真正的需求，但时光不能倒流。我希望我的宝贝能给我个机会让我说声"对不起"，妈妈欠你一个道歉。

孩子的健康远比"一纸证书"更重要，我多么希望对育儿知识的欠缺、对孩子身心健康的忽视不要再代际遗传给下一代，能够在我这一代画上休止符。

二、觉察带来理解，理解带来和解

我是"70后"，在我的印象中，妈妈是勤劳的，每天早早起床，把家里收拾得妥妥当当，我们是不被允许睡懒觉的。到点起床，已成为一种习惯。

我和老公结婚之后，休息日他能睡到上午 10 点，有时更晚，这是我不能接受的，我认为他懒惰、浪费时间。特别是在女儿出生之后，各种问题接踵而至，我把生活中的一地鸡毛引发的不爽一股脑发泄在了老公身上。

直到通过睡眠专栏的学习，我理解了老公，他就是晚睡晚起的"猫头鹰"型睡眠，这是由他的基因决定的。他跟我说，他小的时候每天早上起来就坐在床上大哭，那时候父母很忙，精力有限，是管不过来的，所以并没有人理他。他就自顾自地哭，哭够了，再穿衣服……现在成年了，如果睡不够而起床时，虽然不能像小时候那样大哭了，但并不代表他不难受。

现在我对老公有了新的认识，撕掉了贴在他身上的标签，学会了尊重彼此的睡眠规律。当我用科学的思维去看待这件事，一切由此引发的问题都不再是问题。我不会再故意弄出声音去吵醒他，也不会再委屈和抱怨，取而代之的是给熟睡的老公盖上滑落的被子，轻轻掩上卧室的房门……世界不曾改变，老公不曾改变，改变的是我对睡眠的认知，我们的生活因此多了一份祥和与宁静。

三、情绪是因，睡眠是果

我不是经常失眠的人，但我经历过"一夜无眠"。重大事件会导致我睡不好觉。深夜，我曾经望着天花板，感觉时间静止了，空间泯灭了；我曾经一个人在小区徘徊，偶尔亮起的一两盏灯，不知是在上演着怎样伤心的故事，还是主人在加班加点。好羡慕那些正在熟睡的、准备迎接明天的朝阳的幸运儿。

我曾经也尝试过数羊，听助眠音乐，想象自己躺在海边的沙滩上……但并没有奏效。真的是"方向不对，努力白费"。

戴戴老师的"用正念睡个好觉"，循循善诱，深入浅出，不仅教方法，而且有原理，让我知其然，知其所以然。我知道了自己之前的失眠是由压力造成的，于是我听话照做，每天练习。从觉察情绪、觉察想法、觉察声音，到后来的觉察呼吸、身体扫描、温情呼吸，无拣择觉察。我经历过最初的无感，经历过自我怀疑；我也经历过练习还没结束就已睡着，经历过不断走神，不断将注意力拉回来……耐心是一种智慧。

渐渐地，再遇到不开心的事也很少能影响我的睡眠。我能体会到那种身体放松的舒适，细胞被氧气充盈的状态，感知到平静与明晰，让我对新陈代谢有了新的体验，让我可以从另一个视角去看待"不以物喜，不以己悲"……所有的美好都是慢慢发生的。

一天的生活不是截然分开的，白天和晚上是相辅相成、环环相扣的。睡眠看似是晚上的事情，但它绝不仅仅是晚上的事情。

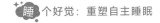

找到睡不好觉的原因，把白天的情绪调整到位，晚上睡个好觉，就会像云卷云舒、花开花落一样自然。

睡眠占去我们生命 1/3 的时间，直接影响着我们的家人的状态、我们的幸福感。有困惑的伙伴，相信你有这个能力，相信你本自具足，也请相信戴戴老师的专业，重拾睡眠不是梦。

如果不学习新
知识，不提升
自己的认知，
就会永远陷在
误区里无法自拔。

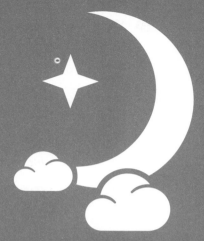

莫 奇

- 科学睡眠教练
- 心内科主任医师
- 正念幸福教练

老伴儿睡不好总怪我，
这到底是怎么回事

大家好！我叫莫奇，是一名退休 10 年的医生。我是戴戴老师第四期和第六期训练营的学员，也是睡眠课第二期和第四期的学员。我是 2022 年 9 月在一次不经意间刷视频时认识了戴戴老师，被她的专业背景和新颖的观点所吸引，从此每天早上听戴戴直播成了我的日常活动。

退休后，在家的时间多了，我和老伴儿产生磕磕绊绊的事情也多了起来。最让我感到烦心的一件事情就是，老伴儿睡不好觉常常责怪是我打扰了他。事情是这样的：老伴儿年轻的时候经常熬夜，6 年前临近退休时，体检发现血糖高，他开始自学中医，知道了熬夜不好，是一种引起血糖增高的诱因，从此老伴儿不再熬夜，开始早睡早起。他很有毅力，坚持每晚九点睡觉，早上五点起床做运动，而我依然是夜里 12 点或 1 点左右睡觉。为了互不影响，我们分睡在两个房间。自从他早睡后，我们就常常在夜里发生争执，因为老伴儿经常在前半夜醒来两次左右，上完厕所后就对我没好气地说："你能不能把手机的声音调小？我又被你吵醒了！""你不关灯，我怎么睡觉？光线都从门缝里钻进来了！"我虽恼怒，却欲言又止，觉得他被吵醒可能真的是我的责任。有一天晚上 10 点左右，我看到他房间的灯亮着，心想他为什么还没睡？我推门进去，见老伴儿正呼呼大睡，灯亮着，iPad 上视频在播放着，那么大的声音也没有影响到他。我帮他盖好被子，关掉 iPad，关掉灯，他也没醒。后面又有过几次类似的事情，我心想"你这不是睡得挺好吗？一般的声音也吵不醒你呀，为什么过一会儿就醒了？真是我吵到你了？真弄不明白"。之后我晚上尽量躲到另外一个房间去学习或看手机，再把声音调到最小，同时又在网上买了门底密封条把他的卧室门底缝隙堵死，心想这下既不漏光也不会漏声音了。谁知老伴儿还是常常半夜醒来，推开我的房门问："你在看啥呢？一声高一声低的，吵死了！"我的气不打一处来，说："你睡觉轻，就让别人跟你一样纹丝不动，天天如此谁受得了？不行我出去住吧！"我们经常这样半夜呛几句，我既内疚又很烦恼，到底是谁的错呢？无奈又无解。

2022 年 9 月，我刷到戴戴老师的直播间，戴戴老师正在讲情绪，我心想自己的心情总是不太好，常常生气，学习一下可能会有帮助吧？于是参加了入门课，紧接着又参加了第四期训练营和第六期训练营复训。经过学习和练习，我逐渐理解和学会了用"有觉察、不评判、在当下"的正念方法去看待和处理夫妻关系，学会了合理表达情绪。以前自己对待任何事情都喜欢做出对与错的评判，每天为了谁对谁错吵吵闹闹。现在我学会了觉察自己，觉察他人，我的情绪和说话态度好转后，夫妻沟通更和谐顺畅了，彼此脸上的笑容也多了，但是夜里老伴儿仍然会埋怨我把他吵醒了。我虽然不跟他吵了，但也只能敷衍他，哄他说："我小点声，你快睡吧。"尽管如此，我的自责感仍然无法消除。

去年戴戴老师开了全家桶课程，里面有一个专题是讲睡眠的，我特别高兴，心想终于可以解决老伴儿睡不好觉的问题了，所以就迫不及待地报了名。老师在睡眠课程里细致讲解了失眠的各种原因，我一一对照后，感觉老伴儿失眠也没有这些原因啊。第二课老师讲解了睡眠类型、睡眠规律和睡眠结构，讲解了人们对睡眠的许多误解和容易陷入的误区。这些内容令我感到惊讶，也让我非常兴奋，因为我虽然也是一名医生，但对神经专业和脑科学领域没有专业的认知。对我来说，这些都是走在前沿的新知识，关键是我找到了想要的答案！原来我晚睡晚起是与我的基因有关，属于"猫头鹰"型睡眠，老伴儿早睡早起属于"百灵鸟"型睡眠，各有特点，没有对错之分，我不再对自己的晚睡晚起感到自责了。同时我也知道了我们的睡眠是有许多小周期的，从入睡到起床不是一觉深睡到天亮，而是由浅睡到深睡再到做梦易醒的动眼期，来来回回 4 ~ 5 个周期才能完成一个晚上的睡眠，每个周期约 90 ~ 120 分钟，在每个小周期末端都容易做梦和醒来，非常正常，接着再入睡不会影响睡眠质量。但是我们大多数人不知道这个睡眠规律和结构，常常认为自己睡觉轻、容易醒或没睡好，进而形成了心理压力，造成睡眠负担，就更不容易入睡了。我把新学到的知识兴奋地告诉了老伴儿，说他的睡眠很正常，前半夜醒两次正好是在两个睡眠周期末端，让他醒来后接着睡，不会影响任何事。他接受了这个新的认知后，为他自己是"百灵鸟"的睡眠类型感到骄傲，说符合中医早睡早起的模型，从此他再没有说过自己睡觉轻、睡眠不好的话了。现在他半夜依然醒来，上完厕所后，还会推开我的房门说："早点睡啊，养肝的时间都快过去了。"然后关上门又去睡觉了。此时的我，一种平静和幸福的感觉就会油然而生。

我相信和我一样陷入情绪和睡眠泥潭的人不在少数。我有一个亲戚，说他每晚虽然躺在床上，却常常整夜睡不着，这种情况有十多年了，医生建议他吃助眠药，我也曾建议他吃中药调理一下，想不出什么别的办法。我参加完全家桶课程的学习后，从他夫人那里详细了解了他夜间睡眠的情况。她夫人说："他总说他没睡着，可我看他都在打呼了，推他他也不醒，偏偏他非说自己没睡着，不知道咋回事。"我按照戴戴老师说的，建议他去做一下睡眠监测，了解一下夜间真实的睡眠情况。

可见，失眠这顶帽子还真不是人人都适合戴的。如果不学习新知识，不提升自己的认知，就会永远陷在误区里无法自拔。

失眠的故事讲完了，在此，欢迎有需求的伙伴们来这个大家庭，跟着戴戴老师一起学习，让幸福伴随你一生！

允许一切应如是，
相信未来会越来
越好。

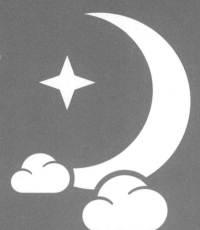

晓 莫

- 科学睡眠教练
- 脑科学博士戴戴团队助教
- 贵州刺梨健康推广大使
- 乳腺癌中晚期术后患者

选择大于努力

我是晓莫，来自四川成都，是一位中晚期乳腺癌术后患者。

2019 年 6 月我确诊乳腺癌，7 月初手术，8 月初开始大化疗。2020 年 4 月初，第三次放疗的那天早晨，我在 5 点醒来后就没有再睡着，当时没有觉得有什么问题，但之后连续三天都是醒得越来越早而不能再次入睡，我才意识到问题的严重性。一周后正好是开内分泌药的日子，我把自己的睡眠情况给手术医生一讲，她大呼道："天哪，一个正常人连续几天失眠都要崩溃，何况你一个病人，赶紧去睡眠专科看看。"

专科医生根据我的自述和状态，开了各种药，包括抗焦虑、抗抑郁、双向情感、精神分裂及助眠共五种，其中助眠天花板级别的药片——氯硝西泮片直接开了每天一片的量。

当时的我由于睡不着觉出不了门了，还拒绝了所有的社交。白天我躺在床上发呆，脑袋像要炸了一样的难受，随时想着："这样活着真没意思，还不如死了的好……"我曾经几次走上 11 楼房顶的平台，看看从哪个位置跳下去能一了百了！就这样，每天在浑浑噩噩、度日如年中过了近两年，直到有一天我看到一篇文章，题目为《人体最大的免疫力在肠道》，我开始自救：尝试通过恢复自主三餐来改善便秘，通过药食同源的食材、各种穴位按摩、各种助眠音频等来改善睡眠。为了治疗失眠，我先后从线下（本地）线上（外地）共六次寻求中医帮助。这些方法中，只有便秘被改善了，而睡眠除了在依赖药物时，能把入睡时间提前一点外，改善不大。

2022年9月初的一天，由于自救我减掉了一些其他药片，这让我对生活有了些期许。也是在这时我在刷手机时偶然进入了戴戴老师的直播间，一进去就被她专业的学识、风趣又逻辑缜密的表达、自信的笑声，以及大白话讲解脑科学、心理学知识等所吸引。我了解到情绪可以改变命运，可以治疗我的失眠症，了解到大脑是一切生理与心理活动的基础，还了解到通过正念练习，可以提高记忆力等。在直播间连续听了3天，我毫不犹豫地报了9.9元的情绪公开课。3节近5个小时的公开课让我认识到：要允许各种情绪存在，不控制它，只需要管理好它。这彻底颠覆了我对情绪的认知。通过第一次正念葡萄干的练习，我还懂得了以前无知无觉的生活是没有打开觉察所致……

3节公开课结束后，为了丢掉药片，我又报了为期两个月的正念训练营，坚信自己的睡眠一定能得到改善。

戴戴老师设计的葡萄干练习、觉察声音及觉察想法的练习，让我明白了这是正念的入门必修课，需要反复练习，因为基础不牢，刚开始训练的过程中，我也和大多数同学一样贪多求快，一天多次练习，迷茫过，也担心过，是戴戴老师及时发现问题并给我们"加餐"，像锚一样掌舵方向，把我们一次又一次拉回正轨。

疑惑解除后，我就更加稳健地前行并坚持到最后。通过呼吸练习和身体扫描练习，我感觉到我的大脑越来越安静，身体越来越放松。也就是在这个阶段，我的睡眠质量开始得到改善，在吃药的同时，一觉能睡 3 小时左右，这是近两年没有过的经历了。我抓住这次机会计划给药减量，从训练前的一片到半片，到 1/4，到 1/8，再到 1/16。每一次减量就观察两天，觉得还行就继续减，直到第五周左右，彻底地甩掉了药，恢复了自主睡眠。尽管中间偶尔睡得有点不踏实，但我信心大增，学会了允许一切应如是，相信未来会越来越好。在接下来的各种训练课程中，我在认真打卡当天作业的同时，也不忘做呼吸练习和身体扫描练习。现在的我一觉能睡 7 个小时左右，并且一睡就是自然醒。训练营结束的当天，我还被评为优秀学员。

当我把喜讯报给家人和朋友时，老公说：一个全新的吴晓莫诞生了。儿子也说：看到妈妈的变化，正念训练是无价之宝。闺密说：你的变化太大了，让我们刮目相看，向你学习。这些夸赞都让我信心满满。

现在的我如戴戴老师所说："成了一个小太阳，温暖了周围许多的人。"我把正念三宝——有觉察、不评判、在当下，迁移到生活的方方面面，天天看花怎么变着颜色地开，云怎么变着魔法地飘来飘去，以及小草是怎么长高的，等等。我觉得生活处处都很美好，随时随地都可以来一趟说走就走的旅行。

戴戴老师让我学会了管理情绪，并让我恢复了自主睡眠，她是我生命中的一束光！我对她充满感恩！现在作为她训练营的助教，我要帮助她实现：让中国 100 万个家庭拥有幸福的能力。我愿意把后背交给她！

找到根源之后，
我就和自己和解了，
再也不会因为刷
手机而责怪自己了。

翟立美（优她）

- 科学睡眠教练
- 正念幸福教练
- 心理咨询师
- 高考状元

好睡眠，真幸福
——自主睡眠是一种人人都能学会的能力

幸福是什么？每个人似乎都有自己的答案：

宽敞明亮的大房子，光鲜亮丽的工作，温暖有爱的家庭，衣食无忧的生活……但如果失去了香甜的睡眠，这些东西即使都有了，幸福感也会大打折扣。

失眠已经成了现在很多人最常遭遇的幸福杀手，到底有多痛苦，有过亲身经历的人都知道。所以我今天想和大家聊聊我跟戴戴老师学习幸福基本功——好睡眠的故事。

我是翟立美，德语名字 Jutta，如果记不住可以记谐音"优她"，希望成长的路上遇到更优秀的自己和更多优秀的小伙伴。我长居北京，曾是法务，现在是一名怀孕中的幸福学习教练。

2022 年 3 月，因工作压力大而失眠的我把戴戴老师的直播当成了能量加油站。

2022 年 9 月，我终于下定决心跟戴戴老师学习如何获得自主睡眠的能力。随后我还成了幸福减压训练营第四期、幸福教练认证班第一期等一系列课程的学员，并跟随戴戴加入了"超预期"担任助教和主播，为帮助更多人获得自主睡眠这一幸福的能力而努力。

之前由于我的工作是法务，碰上一些大的案子，经常是忙得焦头烂额。

处理大量的卷宗和数据，时间紧任务重，关键是不能出错，稍有错误都有可能造成无法挽回的损失。

在这种高压的工作下，我是颈椎不好了，心情也焦虑了，晚上好不容易回到家，就想着赶紧刷会儿手机放松一下，结果就经常到一两点还睡不着。好不容易睡着了，我还经常做噩梦，不是跟人吵架，就是被人追杀，经常惊出一身冷汗。

直到有一次刷手机时，进入戴戴老师的直播间，她正在讲"买买买、吃吃吃、刷手机刷刷刷停不下来"，我一听，这说的不就是我吗？

戴戴老师说，沉迷于刷手机都是情绪不好、压力大造成的，要想解决，不要咬牙切齿地去控制自己，也不要责怪自己，要从情绪这个根儿上去解决。

这句话一下就说到了我心里。

我之前真的是一边刷手机，一边觉得这样太不好了，可又停不下来；一边埋怨自己"怎么老是改不了"，一边还在刷，真是拧巴。

还有睡眠问题，戴戴老师说做噩梦就是因为白天情绪不好，

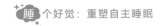

白天给大脑输入什么信息，大脑晚上就加工什么信息，其根源也是情绪。

于是，我决定试一试，如果真能如老师所说，用正念就能轻松让自己放下手机，还能睡个好觉，那岂不是太棒了！

训练营刚开始的几周，都是基础练习，我有点着急。

但是戴戴老师说，要打好基本功，才能进阶，一步一步来。我就相信老师，每天按时做练习。

做着做着，大概到第四周左右的时候，我突然发现，我已经好几天都没做噩梦了。

以前我每天都会很焦虑，白天压抑，晚上就会被噩梦缠身。有无法拒绝后的愤怒，梦里跟人吵架一吐为快；有委屈，哭湿了枕巾，冰凉的泪水使我从梦中惊醒；还有各种被追杀拼命逃跑的场景，惊出一身冷汗，即使醒来仍记得一清二楚。

那时我睡个觉比打仗还累，一晚上醒个十次八次很正常。而且我要抱着枕头睡，侧卧，把胳膊、腿搭在枕头上才能稍稍放松下来，翻个身就要把枕头也换到一边继续抱着。

进训练营之后，每天我都雷打不动地做练习，尤其是做到第三周的身体扫描练习时，我经常听着听着就睡着了，助眠效果真是一级棒！

身体扫描练习要求平躺仰卧，所以我无法抱枕头。跟着老师的声音，放松下来睡着了也很香，基本一觉到天亮。

我也是过了两三周才意识到，我最近都没抱枕头睡觉了。关于噩梦，只有一天因熬夜太晚做了一次，其他时间连梦都很少做。

在训练营学习的这两个月，我做梦的次数应该不超过 5 次，除了那一次噩梦，其他的都是很开心的梦。我能清晰地感觉到自己变了，变得放松了、安静了，整个人都轻快了。

到了第六周，我开始学习正念使用手机，戴戴老师讲的内容，完全颠覆了我对玩手机的认知。

我以前只要玩手机，就会责怪自己，觉得我怎么能这么浪费时间，可又停不下来。

学完课程之后，我懂得了这个时代，手机作为一种必要的工具，我们已经离不开了，所以和手机为敌是不现实的，学会合理使用手机才是每个人的必修课。

而且，通过前几周的觉察练习，我发现我就是报复性刷手机，因为白天压力太大，晚上想通过刷手机来放松。

找到根源之后，我就和自己和解了，再也不会因为刷手机而责怪自己了。

然后，我跟着戴戴老师练习正念使用手机，慢慢从 5 分钟像观察葡萄干一样去观察手机，再到全情投入地使用手机。

我第一次体会到，原来我可以毫无负担地开开心心地刷手机，刷完就心满意足地放下。

这种感觉简直和用正念吃葡萄干一样美妙！我第一次体会到了"允许和接纳"的力量。

现在，我晚上依然会刷手机，但是刷一会儿就心满意足地放

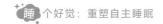

下手机去睡觉了。整个生活开始进入正向循环。

我不再自我苛责，睡觉睡得好了，人也精神了，白天做事情头脑也清晰了不少。

进行正念练习之后，我整个人都是轻松愉快的，可以哼着小曲乐起来。

今天就先跟大家分享到这儿，其实8周的正念练习对我的改变还有很多，以后有机会再和大家分享。

如果你也像我以前一样，睡觉前忍不住不停地刷手机，大半夜还不睡觉，真的希望你能来跟着戴戴老师学习。

原来放下手机可以这么简单！好好睡觉也不是什么难事！

期待在训练营里见到你！

所有微小的转变，
都可以产生巨大
的影响。

赵 莉

- 科学睡眠教练
- 高校老师
- 职业规划师
- 心理咨询师

越忙碌，越需要专注且放松

2006～2007 年期间，我的生活看起来一切都顺利，工作、家庭、孩子似乎都是大家期待的样子。我却莫名地隔三岔五睡不着，睡着了时间也短，常常半夜醒来就睡不着了，睁着眼睛等天亮。第二天下午太阳穴的位置便扯着疼，血管也突突地跳，莫名心烦气躁，中医说这是"偏头痛"。

即便这样，在人前我还要端着、装着，因为自己的人设要维护，有些人的感受要照顾，还有许多工作要处理。直到把自己累得筋疲力尽，我才能勉强睡个囫囵觉。

就这样反反复复持续了几个月，我的睡眠非但没有变好，后来干脆整宿整宿睡不着。越睡不着，我心里越担忧、越紧张，从上床开始脑袋里的各种想法就像逛菜市场一样，哪些事情没有处理，哪件事情需要安排，哪个人要约一约……熙熙攘攘，热闹劲儿简直不亚于白天各部门开碰头工作会，有时凌晨才迷迷瞪瞪打个盹儿。

我累啊，身体疲乏紧绷。时间一长，各种恐惧、担忧、自责笼罩着我："我的身体是不是亚健康了啊？这样下去身体会被拖垮的！""要是再睡不着，这些工作咋办啊？""睡觉这么简单的事情我居然做不好！"我尝试了各种各样的办法，看书、看电视、下楼到小区逛、硬逼着自己睡……结果，后来干脆通宵睡不着了，整个大脑都要崩溃了，那时我真是想死的心都有了，心里还有深深的自责，感觉自己连睡觉这么简单的事情都做不了，充满了无助和恐惧。

这样几乎通宵睡不着的状态持续了差不多一个月，直到吃了安眠药才勉强可以头昏脑涨地睡着了。

这些年我学了心理学，失眠也时断时续地出现，因为有了一些知识做基础，我不再那么努力地强制自己睡觉，即使半夜醒了，我也可以冥想、翻翻书，或者整理白天的思路。我不再恐慌，但坦白来讲，我的睡眠还是不安稳，入睡不容易，半夜易醒，凌晨醒得早。

一次偶然的机会，我遇到戴戴老师，了解到她把心理学应用到帮助人们改善睡眠上，帮助了很多人。作为同行，我挺好奇，也吸引我把注意力转向了自身："咦？我的睡眠问题好像也没有得到足够的重视。"我觉察到自己每天很忙碌，常常同一个阶段有好几件事情要一起处理，的确对自己的关注太少了。

2023 年，我进入人生新阶段，针对过往做了阶段性调整，对未来的事业、生活和家庭有了新的突破。现在的知识、阅历和对人生的了解让我意识到自己曾犯过许多错，一些新的发展方向和变化是我没有经历过的，有很多不确定的因素。

　　这一年来我的睡眠又浅又短，老中医告知我"阳气不足，损耗过度"。我感觉自己有点像少林寺的传经小和尚，忙着看藏经阁里的各种武功秘籍，也着急想和同行切磋，忙来忙去，扎马步练基本功的时间和精力好像受了很多影响。不是说真没有那个时间，而是我的时间和精力花在了脑子里的构想、否定上，花在了"空中飞人"一般的各种学习成长上。

　　大脑和人的潜意识运作的本能是趋利避害，我懂，却依然在惯性的驱动下本能地坚持着从小习得的方式：努力且用力。"内在挑剔的监工评判而严苛"。虽然我知道专注且放松是最佳状态，然而实际上自己内心一直充满了紧张焦虑。我的外在看起来稳定，这份稳定源于我的意志力能够很好地控制自己的紧张焦虑。但是自己是骗不了自己的。

　　"一分学，九分习"，我懂的已足够多，我更需要在忙碌的生活里留一些白。于是，我跟随戴戴老师的课程节奏开始正念练习。第一天我花了 5 分钟的时间来觉察情绪。这一内观不要紧，自己的状态在觉察的镜子面前一览无余："太阳穴以上部位隐隐不舒服，似胀似痛。整个肩颈像铁板一样，又疼又紧张。胸口闷得不行，情绪焦虑且急躁，总想着有好多事情要处理，有好多东西要落实。因为当天有人的工作落实不到位拖延进度，预期效果大打折扣，我甚是恼火，语气不耐烦，恨不得自己去做。所以内在就有一股火压在胸口隐隐地想要向上窜。还有一股稳定且淡然的情感，隐忍着，压抑着，维持着我外在的从容。"我意识到在这样的状态下做起事情来我会着急，看不清事实真相，决策有偏差，行动起来也会变形，知行不一达不到效果。

就这样，我从最初的练习 5 分钟，到在车上也练一练，工作中遇到挑战也专注一下呼吸，晚上睡觉前也练，修内在"有觉察、不评判、在当下"的技能。一周后，我随时可以安静下来，觉察自己的状态，不操控，不强求，细致地感知工作中的动力流向，看清事实，及时做些调整，顺势而为。我提醒自己全然觉醒着，不被自己所蒙蔽，保持专注放松，即使好几件事情同时进行，我也可以更加从容。

两周后，我居然破天荒地约着大学姐妹们逛街、吃饭、闲聊，放下学习和工作去聊八卦，这于我太不可思议了！聊着聊着，我们共创了一件三方共赢的事情，既给近期想要落地的项目搭建了一个好的平台，又把相关各方联合起来，各方实现了更大的价值。我不再期待和担忧未来，我相信当我全心全意地去关注的时候，所有微小的转变，都可以产生巨大的影响，好的效果自然会随之而来，说不定还有意外之喜。

我最初关注的是改善睡眠问题，伴随着正念练习，我强大了身心。每天一点点，不夸大短期的效果，也不忽视长期的效果。当我轻松了，我能感知和照顾自己的需求，带着觉察活在当下，推己及人，我也能更好地共情他人，兼顾各方的价值需求。渐渐地，我感受到一种闲庭信步、春播秋收、静待花开的自在，工作起来也比我紧张焦虑时来得轻松且高效。

用正念的方式让
自己变得越来越强，
让自己变得越来
越阳光、有力量，
我重新活了一次。

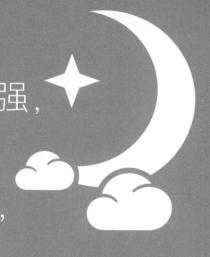

清 思

- 科学睡眠教练
- 骨外科医生
- 高级康复理疗师
- 正念幸福教练

因为女儿我彻夜难眠，
也因为女儿我被唤醒

孩子是父母学习的唤醒者，没错，我就是被女儿唤醒，走上了一条不断学习和成长的路。

2016 年的中秋节和十一长假，家家都是欢乐团圆的节日气氛，而我家却弥漫在沉重和沮丧的氛围中。那年女儿升高三，放假前她突然不去上学了。她的学习从来没让我操过心，考入我们当地的一所重点高中，从入学的七百多名一路逆袭到年级前十名，我一直以她为骄傲。可是她说不上学就不上了，大好前程不要了？前段时间不是还在跟我讨论要考哪个"985""211"学校吗？不上学以后怎么就业？不就业靠什么生活？等我们老了她依靠谁？别人问起来我怎么说？……纠结、焦虑、担心一股脑迸发出来，这一切我接受不了啊，我要崩溃了。什么叫一夜白头，什么叫彻夜难眠，我体会到了，几乎瞬间老了 10 岁。

经过了短暂的煎熬，我像只无头苍蝇一样寻求各种方法，请老师帮忙疏导，让女儿信任的亲戚说服，找心理咨询师进行咨询，我甚至找到了算命先生调风水测八字……各种折腾，但收效甚微。她大部分时间都活在她的世界里，不理我们，只有我们不在的时候才吃点饭。晚上不睡觉，白天一睡一整天，时不时释放出"活着没意思"的信息。焦灼、生气、心疼、担心，我的心里五味杂陈。

这时候我开始反思，问题出在哪儿？是孩子的问题吗？还是我们做错了什么？我可以做点什么才能真正帮助到她？我找到一位学心理学的朋友，才明白孩子出现问题的根源在于家长，底版有问题，照片能好吗？只有家长真正改变了才可能影响到孩子，只有改善了跟孩子的关系，真正的交流才有可能开始。于是我开始了学习之路，这个过程很艰难，一开始我觉得自己进步很慢，有时候还会着急，我学的东西怎么用不上啊？我都改变了，孩子怎么还没变化呀？于是心理上又回到了老模式。就是这样进一步退两步，磕磕绊绊地过了一年多，女儿在一年多没摸课本的情况下参加了第二年的高考，考入一所二本学校。

孩子虽已上了大学，但我内心的纠结始终没有放下，因为孩子的情绪没有完全改善，有时候还是会很焦虑，说一些厌世的话。我的情绪很容易受女儿的影响，她高兴，我开心，她一表现出焦虑，我的心立马提到嗓子眼，眉头不自觉就皱起来。我很想帮她，但我之前学的东西这时候好像都不能从根儿上帮到她。我内心深处总觉得还是差了点什么，但我不知道差在哪儿。

2022年11月底，正当我迷茫的时候，我先生刷到了戴戴老师的直播间。她在讲情绪管理，一下子就吸引了我，我明白了原来问题的根源是出在我的情绪上。我不会管理我的情绪，我的情绪直接影响了家人尤其是女儿，这正是我欠缺的地方啊。我像抓到了救命的稻草，直接报名了公开课。通过学习我明白了自己为什么会忍不住发火；生气、愤怒的本质是什么；我的焦虑来源于恐惧，悲伤、低落也是一种自我保护；情绪没有好坏之分，只有合适不合适……真是醍醐灌顶啊，困扰我那么长时间的问题，戴戴老师几句话就讲明白了。

公开课的答疑环节，我的问题被戴戴老师抽到。我当时提问：孩子从小就觉得自己没有理想，不知道干什么，对前途充满迷茫。作为妈妈我很担心，我能做点什么帮她，让她改变认知？戴戴老师直接批评了我："在你眼里孩子有这么不堪吗？我都很心疼这个孩子。"当时我还很委屈，"作为妈妈我就是很着急，想要做点什么帮到她呀"。戴戴老师说"那你就让自己变得有力量，让自己变成太阳照亮她"。

"让自己变成太阳照亮她"，想想是多么让人激动的画面。我毫不犹豫地报了第七期训练营和第一期认证班。听课、练习、打卡，同时学两个课程压力很大，但我看到了希望，动力十足。白天上班几乎没时间，我就在早晨、中午做正念练习，上下班路上听课，晚上听课兼打卡，平时忙里偷闲见缝插针地做5分钟正念练习。有挑战也意味着更能激发人的潜力，每天的时间都被我统筹安排好。我把"有觉察、不评判、在当下"设成手机屏保，时刻提醒自己。

开始学习没多久，我病了，是正念练习陪我度过了最难受的那段日子。刚开始做面部扫描练习的时候，我的整个脸都是僵硬的，肌肉紧张得似乎要颤抖起来，随着练习，身体疼痛的感觉越来越轻，面部肌肉一点点从紧张到放松。我把感受到的点点滴滴记录下来。这种改变是润物细无声的。我的情绪越来越稳定，不再动不动发脾气，当有情绪的时候，能马上觉察，及时化解。原来看着不顺眼的事，现在都能转换思维去接受。困扰我很多年的入睡困难、易惊醒的问题，也不知不觉改善了。我终于可以躺在床上很快入睡，一觉睡到天亮。我幸福地喜极而泣。

觉察带来理解，理解带来和解。我真正放下了评判，看到孩子的闪光点，能认认真真听孩子讲话，哪怕只有几分钟。这种全情投入地活在当下的感觉真好。女儿说我肉眼可见地改变了。我跟她聊天，分享我的收获和感受，在生活的点点滴滴中践行"有觉察、不评判、在当下"。看到孩子晚起，我不再像过去一样粗暴地直接开门掀被子，尊重孩子可能是拥有"猫头鹰"型睡眠的人，给予她更多的理解和接纳。女儿也越来越依恋我，愿意跟我说说心里话，变得越来越开朗。我对我先生过去是针尖对麦芒地挑毛病，现在像观察大葡萄干一样去看他。用这种心态去看他很有意思，即使他刷手机没有马上干活，我也能理解他上班的辛苦，不再埋怨他。我对他们没有要求了，他们反而会更主动地帮我分担家务。家里的氛围越来越好，出现了久违的欢笑。我们可以一起

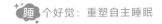

开心地玩过去我认为幼稚的"大富翁游戏"，一家人可以坐在一起拼拼图，一起去旅游、看舞台剧，一起聊聊天。这份温馨、和谐让我陶醉，我终于体会到"自己一好，天下皆好"。

接纳那些不能改变的，把劲儿用在自己身上，用正念的方式让自己变得越来越强，让自己变得越来越阳光、有力量，我重新活了一次。

自从跟着戴戴老师学习之后，我的人生都"开挂"了，跟周围人的关系越来越好，工作越来越顺利，家庭越来越和睦。随着学习和每天做正念练习，我内心的纠结越来越少，又能发自内心地笑了，拍出的照片中我笑容灿烂，朋友都说我越来越年轻。

我从心底里感谢戴戴老师，她是我生命中的贵人。我也感谢我的女儿，是她唤醒了我，让我变得更柔软，成为更好的自己。

总有一些坚持，
能让我们从一片
苍茫的暗夜中，
洞见万丈光芒。

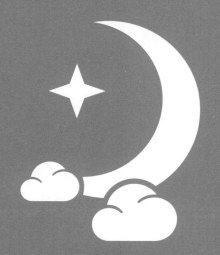

王宁

- 科学睡眠教练
- 心理咨询师
- 家庭教育规划师

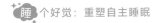

轻松入眠，与幸福牵手
——认知情绪，为改善睡眠及家庭教育实践助力

　　你肯定想不到，我和戴戴老师能结缘，牵线搭桥的是我的先生；而更夸张的是，我先生跟戴戴老师竟然也是第一次见面，仅仅见了一面，就让他认准了戴戴老师，并帮我报名了老师的课程。是不是觉得很神奇？别说你了，我都觉得不可思议，那究竟是什么神奇的魔力，促成了我们的缘分呢？

　　在分享这个故事之前，我先介绍一下我自己。我叫王宁，"80后"，曾经是一名企业高管，也是中科院心理咨询师、天赋测评导师，我还是一名中华传统文化的爱好者，从2019年开始，我坚持每天早上5点多晨读，先后学习了《论语》《阳明心学》《易经》等十余部经典著作。我有一个女儿，今年11岁了，特别可爱，我和我先生从孩子4岁开始，就给她写成长记录，到现在已经记录了1900篇，累计60万字。对孩子的陪伴和成长的记录，让我有了深深的思考，我希望能给孩子提供好的教育，但也会担心错误的教养方式影响了孩子，所以，我和我先生看了很多育儿的书，学习了很多家庭教育的课，边学习边实践。

养育孩子真是一个奇妙的旅程，每当孩子成长到一个新阶段，我就会看到一些新的挑战，特别是对孩子情绪的引导，这是我在学习家庭教育课程的时候，特别有感触的地方，也是我在教育孩子时，体会最多的地方。情绪引导得好，孩子的成长会少走很多弯路，少踩很多坑。

让我印象特别深刻的是孩子上一年级的时候，假期中老师留了一份寒假作业——画思维导图来总结课程的所有知识点。这可是一年级的孩子啊，况且是第一次接触思维导图。这项任务不仅要让一年级的孩子总结知识点，还要他们考虑思维导图的布局，包括花样结构、留的纸张空间等，所以听到这项任务的时候，我觉得这对孩子来说挺难的，就想帮她做，但转念一想，先让她自己尝试一下，大不了等她遇到困难再帮她。

果然，孩子的进展缓慢，虽然坐在桌子前，但是思绪已经飞到十万八千里外了，很明显，她有些畏难的小情绪。通过天赋测评，我早早了解到孩子属于精神能量型，每一次鼓励对她来说就像助燃剂。我知道她很需要心理上的支持，就跟她说："做这个思维导图，真的是一项巨大的工程。"小朋友也说了一句"就是嘛"，我问她计划多久完成，孩子想了想说，计划用一晚上的时间完成，然后我就和孩子拥抱、拍手，并鼓励她说"相信你可以的"。

等了好久，孩子还是没有开始，一直看着桌子发呆，10分钟、20分钟、30分钟过去了，孩子终于开始行动了，结果呢？直接在纸上画第一单元，用了好大的面积。画了一小会儿，她发现后面的内容可能写不下了，果然到了最后一个章节，空间不够了，挤不下，只能重做。这时候 2 个小时已经过去了。看着孩子脸上快哭的表情，我担心孩子心理压力大，过去抱抱她，然后跟她坐了一小会儿，说今天我们这个初稿做得很成功，我们正式的成稿肯定会很棒。说完就想让她明天再做，因为这对一年级的孩子来说，工程量太大了。

我没想到孩子要坚持做完，我拗不过她。她休息了一会儿，又开始重新画导图，这一次用了一个半小时便完成了。她完成那一刻激动的样子，到现在我都忘不了。为了这份导图，孩子前后一共花费了 3 个半小时。看着最后的作品，孩子内心的喜悦无以言表，当晚就拍照发给了老师。我看到了她独立完成一项巨大工程后所获得的成就感。

事后对孩子做作业这件事，我们还做了复盘总结，我表扬她在面对作业需要返工的时候没有放弃，没有带负面情绪，直面困难，勇往直前，精神特别可贵。从那时起，孩子也明白了只要坚持做，一切困难都是纸老虎。

看完这个故事，你有没有发现在孩子的成长过程中，情绪的引导很重要？很庆幸，我们在孩子的教育中，通过 7 年，1900 篇，共 60 万字的记录，学习并做了很多面向孩子的情绪引导实践，我很庆幸。现在，孩子慢慢长大了，我又发现了孩子面临的一些新挑战，随着学习课程的增加，孩子面临更大的学习压力，需要有调节压力的能力。尤其是在临考前，很多孩子会很焦虑，但是家长和孩子认识不到这些情绪，当然也不会和情绪共处。很多孩子就选择沉默，或者把自己隔绝；有些孩子会无端地发脾气；反应严重一点的孩子甚至会出现失眠、发烧、疼痛等症状。我开始意识到，对孩子学习方法和习惯的培养固然重要，但是还有一个方面需要关注，那就是培养孩子对情绪的认知。

为了实现这一目标，我进入了家庭教育行业，开始做学业教育规划，帮助孩子提升学习力、内驱力，特别是情绪管理能力，我还为此系统地学习了情绪管理类课程。没承想，"情绪"这个词让我跟戴戴老师结下了缘分。

半年前，我的妈妈不知什么原因开始频繁失眠，我查了很多资料，咨询了好多医生，也没想到好的办法，最后妈妈只好依靠药物来缓解失眠。

巧的是，2024年1月，我先生去参加李海峰老师的线下课，结识了很多行业领域内的优秀同学，戴戴老师就是其中之一。当时戴戴老师在现场做了一下介绍，她已帮助上万人解决了失眠问题的困扰。所以当我先生和我分享戴戴老师在招募导师班的时候，我觉得仿佛无形中有一双温暖有力的大手在推动我，让我参与进来主动解决妈妈的睡眠问题。

于是我没有丝毫犹豫就加入了戴戴老师的导师班。特别感谢戴戴老师，通过每天近3个小时的听课学习、复盘总结，我在认真的学习中，终于找到了妈妈睡眠不好的原因。而你一定想不到，影响我妈妈睡眠的因素，和很多老人一样，竟然是情绪。

我的妈妈一直以来睡觉都很轻，睡得不踏实，总做噩梦。之前不理解，通过学习，我才意识到情绪问题是产生睡眠焦虑的元凶，而错误的睡眠认知是产生情绪的源头。真正生理性的失眠在实际失眠案例中少之又少，那些对睡眠的消极思维就是影响我们睡眠的元凶，比如总认为自己睡的时间少，入睡困难，想要努力睡，一睡觉大脑就开始"过电影"，睡醒后担心自己难以再次入睡，等等。

既然找到了问题所在，那就开始有针对性地去解决吧。我首先按照戴戴老师的课程逻辑，给妈妈讲解了关于睡眠的正确认知，她认为的睡眠不足其实是主观判断，然后和妈妈一起分析了影响她睡眠的主要因素就是她的负面情绪。最后，我从戴戴老师让我们做的正念练习中选择了两个教给了妈妈：觉察呼吸和身体扫描。你可能会想，这对于一个近 70 岁的老人，会不会要求太高了？

在最近 3 个月当中，我每次去妈妈那儿都给自己定目标（我和妈妈不在同一个城市），当天要给妈妈讲一些睡眠的方法，并且配合着练习进行。我只给妈妈讲解了影响睡眠的因素和正确的睡眠认知，认识正面情绪和负面情绪。戴戴老师讲过，如何把对于睡眠的消极思维转化成积极思维，我在戴戴老师所讲的知识的基础上给妈妈做了一个延伸，不仅让她改变睡眠时的消极思维，包括日常生活中的各种消极想法都要及时转变成积极想法。

妈妈有一个特别好的地方就是，对女儿的无条件信任，她觉得女儿说的一定就是对的。今年过年的时候，我们一家三口一起回娘家，我看到了妈妈整个人的气色的变化——笑容多了，神情放松了，更关键的是，妈妈说她已经逐步地不吃安眠药了，最近睡得都挺好。妈妈的反馈，让我无比开心和激动，妈妈的睡眠问题少了，家里的气氛都变了，我感觉连爸爸都感受到了妈妈的放松，他也跟着放松了很多。这个年全家过得特别开心，心近了，爱的流淌也多了。

就这样，我让妈妈逐步脱离了药物，提高了睡眠质量，每天可以睡个好觉。

更让人惊喜的是，我发现自己学到的睡眠课程，不仅仅能帮助家人提升睡眠质量，竟然还能和我的家庭教育方法相结合，运用到解决孩子学业压力及情绪问题上。很多孩子因为学习压力大，导致成绩下降，睡眠质量下降，越努力成绩不升反降，形成恶性循环。通过这次学习，我找到了解决问题的关键，掌握了梳理情绪的症结所在。在我们辅导孩子的过程中，如果能够让孩子正确认识情绪，正确认识睡眠，也就能让孩子学会应对压力，提高睡眠质量。

而这一切的改变，都是因为跟着戴戴老师学习而发生的，感谢戴戴老师为我打开了一扇窗。授人以鱼不如授人以渔，戴戴老师传授给我们的是可以受益一生的方法和心法。都说学习是"一分学，九分练，久久为功"，或许有些坚持仍在黎明之前，未见曙光，但总有一些坚持，能让我们从一片苍茫的暗夜中，洞见万丈光芒。

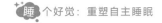

　　一路走来，我从一个家庭教育学习者的角色，逐步变成一个实践者，最后成为一名传播者。未来，我希望自己能成为一名陪伴者，珍惜生命中的每一位贵人，怀着对未来美好的希冀，心怀感恩地度过当下的每一天。有觉察地体验每一个当下，和同行者分享彼此幸福的体验。如果你愿意，我乐意挽起你的手，与你共同去感知这世间流淌的爱与美好。

如果连 80 岁的
老人都不放弃学习,
都勇于改变,
我们还有什么
理由不去努力!

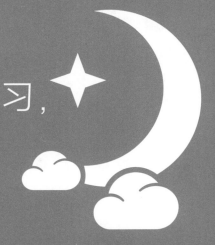

心 海

- 科学睡眠教练
- 正念幸福教练
- 心理咨询师
- 执业药师

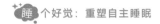

带着 80 多岁的母亲重启幸福人生

我是心海，现在是一名退休人员。我是戴戴老师入门课第十三期、训练营第五期及睡眠课第一期学员，很荣幸能用文字分享我一路的学习过程及收获。

2022 年上半年，我一直沉浸在痛苦中，当时刚退休不久，突然闲下来，心里有些落差，没有价值感，特别迷茫；接着又面临爸爸手术失败离世的巨大打击，一下子感觉天塌了。爸爸的手术是我要求做的，尽管事后妈妈没有怨我一句，可我不能原谅自己，每天都活在后悔和自责中，还得面对妈妈的悲伤。看着她不想吃东西，不想活动，不想说话，一下子衰老了很多，我感觉自己要崩溃了。当时我真不知该怎样化解，不能跟家人说，家人也处在痛苦中，也不想把负面情绪传给朋友，内心无比痛苦，每天浑浑噩噩，不想做任何事情。

正当我处在崩溃的边缘时，在一个夏天的早上，我在刷手机时无意间进入了戴戴老师的直播间，一下子被戴戴老师的笑容、真诚和通俗易懂的语言深深吸引。听到戴戴老师讲到情绪低落问题，句句戳中我的心，这说的就是我啊！刹那间，我感觉自己终于有救了，立即报了入门课。

现在想起来依然觉得自己很幸运，一定是老天看到我太痛苦了来帮我，让我遇到了戴戴老师。

学习入门课和每天听戴戴老师的直播，让我受益匪浅，我希望妈妈也能听听，也能早日走出悲伤。可老年人认为她活了这么大岁数，什么道理都懂，这些还需要学习吗？然后，我就在看戴戴老师直播的时候，故意把声音放大，让她也能听到。结果妈妈听着听着也非常受益。妈妈说她 80 多岁了，自认为什么都懂，跟着戴戴老师学习后才认识到自己无知无觉地生活了几十年，才知道情绪管理是需要学习的，真是有幸听到戴戴老师的课，让自己学习到了获得幸福的能力。现在她是戴戴老师直播间里的"焊粉"老太太，为什么叫"焊粉"？就是"焊"在直播间里出不来了，每天的直播必听，边听边记笔记。

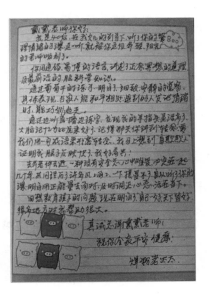

这是和我一起学习之后，妈妈写给戴戴老师的一封信。

她说记笔记的目的主要是自己的记忆力不好，平时可以翻翻看看，还可以锻炼手指的灵活性，现在她感觉手越来越灵活。好些忘记的字也都会写了。每次直播完她就把笔记分享给我，我看了都吃惊。这两张是妈妈的手写笔记，她真的好用功！

妈妈通过正念练习渐渐从悲伤中走出来，脸上的笑容多了，语气也平和了，和家人的沟通也顺畅了，最让人高兴的是她的记忆力也有了提升。记得有一次，戴戴老师在直播间让大家用一个成语表达"转念没有用"，她在笔记上写出"自欺欺人"，当听到戴戴老师说的答案和她一样时，她手舞足蹈高兴极了。看到她这样，我好开心。

特别值得一提的是，妈妈跟着戴戴老师学习后认识到，过去她对我们的教育方式有不妥的地方，并为此深感愧疚。在过年全家人一起吃饭的时候，她郑重其事地跟我们说：过去我不知道怎么做家长，跟着戴戴老师学习后才认识到过去对你们的教育方式有不对的地方，给你们道个歉，希望你们对待你们的孩子不要像我这样。

除了妈妈的改变，我和儿子的关系也因为我的学习和改变，而越来越融洽了。

儿子在 4 岁时失去了爸爸，我当时的信念就是要把他培养成材，让孩子的爸爸安心。由于从小被严格要求，长大后他在外地工作，很少跟我沟通。

记得那时候别的家长夸儿子听话懂事，我心里还美滋滋的，现在想想真是心疼孩子。真的是应了戴戴老师那句话："所有太听话的孩子，心里都有伤。"

那时候不会做家长，也没有条件学习，就只是无知无觉地延续了我的父母对我的教育方式。伤害就这么一代一代地传下去了。

训练营里戴戴老师讲的关于孩子的那节课，深深地扎进了我的心里，让我深刻意识到过去对孩子教育上存在的问题。虽然我儿子已经 20 多岁了，虽然我曾经伤害过他，但是我告诉自己，只要开始改变，什么时候都不晚。

当我开始一点一点用正念改善自己的情绪，用正念去真正理解孩子，不断练习通过正念的方法去倾听孩子之后，一切都发生了改变。

过年他回来，我们的沟通特别顺畅，他竟然跟我说了很多心里话。而且，他工作那么忙，竟然还记得我的生日，在生日那天给我送来了惊喜，我真的好感动！

　　我现在也能真正地看见孩子。在一次通话中我们聊起来，我说："你真棒，自己租房子，还房贷，全都是靠你自己，妈也没有帮上你什么。跟着戴戴老师学习后我才知道过去对你的教育方式有些是不对的，本身你就缺少父爱，我还对你那么严厉……"

　　儿子说他觉得我有了很大变化，更能理解他了，还说他从小就知道他没有可依靠的，只能靠自己。电话这头，我哭得不能自已。

　　20多年了，从来没有像现在这样，我们母子之间能够打开心扉、相互理解。

　　可能有很多伙伴和曾经的我一样，自己状态不好，搞得亲子关系、家庭关系很紧张，还觉得是家人不理解自己。

　　戴戴老师常说的"自己一好，天下皆好"这句话，当你真的这样去做了才发现，自己的改变是可以点亮整个家庭的！

　　在训练营的每一天，我都感觉很充实，做练习、写复盘，和同组的伙伴们相互交流学习感受，不断提升自己，带着正念生活，平静放松，微微喜悦，经常被感动，感受到了生活处处是美好！

　　在戴戴老师营造的学习氛围里，我感受到了团队的温暖，感受到了训练营就是给我安抚、陪我渡过难关的地方，给了我最大的社会支持，让我有力量从创伤中迈出了第一步，逐渐从低谷中走出来，开启美好生活。

　　戴戴老师的课程一直在颠覆我以往的认知，让我不仅学习到了很多心理学、脑科学的知识，而且让我深刻体会到了快乐学习的重要性。更重要的是，跟着戴戴老师学习，我才真正体会到把学到的知识迁移到生活中的快乐。

现在，不仅我在学，我妈妈比我更爱学，看着她一份又一份的学习笔记，听着她时不时跟我分享她的学习感受，我觉得妈妈就是我最好的榜样！

如果连 80 多岁的老人都不放弃学习，都勇于改变，我们还有什么理由不去努力！

正如戴戴老师说的，不要试图去让家人改变，而是要做一个太阳，去点亮自己的家人！

如果你也和我一样，孩子已成人、父母渐渐老去，不论从前发生了什么，都请从现在开始，去珍惜和他们在一起的每一天，去做他们的太阳！

现在我加入了戴戴老师的超预期团队，一起努力带领 100 万中国家庭拥有幸福的能力。这让我的退休生活充实美好而有意义。

尊重每一个人
的睡眠类型，
适合自己的
才是最好的。

陈雪芳

- 科学睡眠教练
- 会算账、懂税务和财富规划的 10 年资深财税咨询师
- GAMS 认证教育规划师
- 会讲故事、读绘本的"90 后"妈妈

我是如何治好了老公的"带娃焦虑症"

大家好，我是陈雪芳，一位 2 岁娃的妈妈。

和戴戴老师相识是因为我先生，他去广州参加李海峰老师的线下班，和戴戴老师是同班同学。

他说戴戴老师特别专业，在课堂上做了一个 10 分钟的分享，当场就受到了李海峰老师的邀请，让戴戴老师开设导师班。

我先生觉得特别好，就帮我报了名。

为什么他会帮我报名？

因为他说，平时我对情绪的感知、共情能力都特别好，还在学习专业的"教育规划"，可以跟着戴戴老师一起系统而深入地学习一下，然后未来也能帮助更多身边的家人和朋友。

戴戴老师说我们未来都是教练。"教练"这个定位我特别喜欢，因为教练不仅仅是要自己会，还要能教会他人，更多的是带着大家练习、陪伴大家完成。

我上完课，也和我先生分享交流，他每次都会有惊喜。比如，他自己本身对情绪的感知和觉察是很弱的，我经常说他是一个没有情感的人，太冷静、太理性了。我对他说："你一定要觉察你自己的情绪，要看见情绪，不要压抑自己。"他以前一直觉得自己不需要情绪，也很少有显性的情绪表现，不容易让人亲近。听完我和他说的，他也开始慢慢地能感知到自己的情绪了。

我们除了学习觉察、看见情绪，还有一个非常重要的内容：不评判。比如，对于我们的孩子的成长，我是比较"佛系"的，我先生就非常焦虑，也会给孩子很多限制，这个不能做，那个要收拾，等等。他看到孩子把玩具扔了一地板，便会很焦虑，总是要去引导、纠正。最近他也开始按照我所说的去做，会先观察孩子在干什么，也不那么着急去评判孩子的对错、好坏了。

我也和他一起练习觉察情绪、不轻易评判。神奇的是，我们俩现在都不那么焦虑了，也学会了在日常生活中更多地观察孩子在干什么，尽量不打断他，更不会给他下定义、贴标签了。

我发现，学完系统的"情绪觉察"，不仅仅是自己更容易觉察和看见自己的情绪了，也能看见孩子的更多情绪，更加能理解他的情绪。

更重要的是，对于孩子的一些行为，我们也能尽量不评判，多描述他的具体行为和动作，而不是单纯地评判好与不好、乖与不乖了。

我们从小就是在别人的评判声中长大的，比如：这孩子很听话、很不听话，这孩子很乖、很棒，等等。我们在各种评判的声音中长大，太知道其中的感受了。

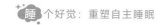

因为我们自己淋过雨，现在特别想为孩子撑把伞。

我也希望我能在情绪觉察和科学睡眠方面帮助身边更多的宝妈和孩子，这也是我参加教练班的初衷。

关于睡眠，我们两人其实是相反的。我先生是早睡早起或晚睡早起的人，入睡特别快，早上也能自然醒；我有点像"猫头鹰"型，如果不是因为早上 8 点要上班打卡，我能睡很晚。我们之前也磨合过，但多少还是会对彼此有评判。当我和他分享科学的睡眠知识后，他也特别认可戴戴老师说的：尊重每一个人的睡眠类型。并不是早睡早起好，也不是睡得越久越好，适合自己的才是最好的。他说以后我想怎么睡就怎么睡，想睡多久就睡多久，只要我不觉得累。

一个人的睡眠质量特别重要，我也是有了娃之后，才开始重视睡眠。

希望未来我能用这套理念帮到更多的人。

正念冥想练习
让我的觉察力
和专注力得到
了极大的提升，
我不焦虑了，
睡眠质量也有了
很大的改善。

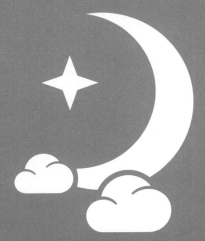

惠金国

- 科学睡眠教练
- 业务经理
- 正念幸福教练

情绪解锁：我的转变之旅
——有觉察、不评判、在当下

    2022 年 8 月一个平凡的清晨，我像往常一样刷着视频，却不经意间点进了戴戴老师的直播间。那场直播的主题是"情绪改变命运"，这引起了我的浓厚兴趣。因为，我一直以来都觉得情绪控制是我生活中的一大挑战，而这个主题似乎是对我此前所未涉猎的情绪管理领域所发出的一次邀请。于是，我毫不犹豫地决定跟随戴戴老师的脚步，踏上了这段未知的学习之旅。

    在开始学习情绪课程之前，我对情绪一无所知。作为一个长年受情绪困扰的人，我总是很容易被他人的情绪所左右。作为一名物流行业从业者，我每天都要应对大量的电话和琐事，总是努力保持高效，并且完美地完成每一项任务。然而，我总是在一件事情还没有结束时，就已经开始考虑下一个任务；如果我未能圆满完成别人交代的任务，或者我委托给别人的任务未达预期，我就会对自己进行责备和折磨。随着事务的积累，我心中不可遏制地出现焦虑情绪，全身似乎被一种莫名的紧张感笼罩，头部更是经常被钝痛所折磨。随着岁月的流逝，我的睡眠质量也逐渐下降，常常做恼人的噩梦。面对电话，我既感到厌烦又担心拒接后错失重要信息，内心陷入矛盾之中。我曾经多次前往上海的大医院检查，但结果总是令我失望。我意识到这种状态不能持续下去，于是开始试图通过阅读、学习和运动来改变自己。

在阅读过程中，我逐渐意识到了问题所在。然而，要想在实际工作中解决这些问题却并不容易。身体的紧张和头痛仍然困扰着我，更让我感到不可思议的是，我的情绪居然如此容易受到他人的左右。

直到那个早晨，我无意中进入了戴戴老师的直播间，我的情绪才悄然发生了转变。戴戴老师平易近人的态度和她对脑科学的深刻理解，让我开始认识自己的情绪，她用通俗易懂的语言传授给了我从未听闻过的情绪管理知识，其中最引人注目的是正念冥想练习。每天只需 5 ~ 10 分钟的练习，我坚持不懈地进行着。这让我的觉察力和专注力得到了极大的提升，我也不再那么焦虑；身体和头部的不适感明显减轻，睡眠质量也有了很大的改善；工作状态的提升更是让我欣喜若狂。我开始将练习的内容融入工作和生活中，这就是我与"有觉察、不评判、在当下"结缘的故事。

感谢戴戴老师，她改变了我的人生轨迹，带给我全新的生活方式和思考方式。

亲爱的,
人生漫漫,
你可以过得
很幸福!

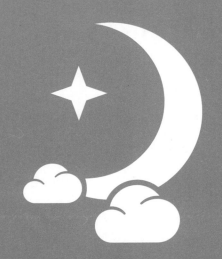

明 朗

- 科学睡眠教练
- 正念生活践行者
- 正念幸福教练

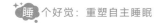

你离幸福只差一小步

2008 年 3 月，一场意外的车祸夺走了我前夫年轻的生命。

那一年，女儿刚刚 4 岁，32 岁的我生活发生了翻天覆地的变化。

女儿幼小，父母都已经 60 多岁，体弱多病，我还是家里的独生女。

后来，我再婚了，以为结婚以后一切都会变好。

我带着 8 岁的女儿，我先生带着 6 岁的儿子，我们重新组建了一个新的家庭。

我先生是一个性格温和、非常负责的人，对我、孩子、老人都特别好。

但那时候的我就是看不到他身上的好，他有一点小事做得不到位，我就生闷气，好久不理他。我不是一个善于沟通的人，有问题不会说出来，忍者，憋着，自己气自己，甚至气到自己扇自己。不沟通就会有矛盾，我和我先生的关系也从开始的和谐慢慢变得生疏，谁也不理谁。两个孩子在家里也是小心翼翼，生怕哪句话说错了，惹我生气。

再婚后的生活一地鸡毛，家像寒冷的冰窖。每天下班后我都不想回家，每一天都过得痛苦极了。

我不明白为什么自己明明很努力地做了很多，却把生活过成了这个样子。

那段时间，一到夜晚我就害怕，害怕睡觉，整夜整夜地睡不着，辗转反侧。睡了，又好像没睡。睡觉对我来说就只是躺在了床上，闭上眼睛，脑子还在东想西想停不下来，越想越焦虑，越想越停不下来，每天昏昏沉沉，年纪轻轻就有了白头发。

我开始焦虑、抑郁、情绪低落，觉得生活一点意思也没有，整天耷拉着脸，很久都没有发自内心地笑过了，体重从原来的 120 多斤跌到不到 100 斤。身边的朋友见到我都说我像换了一个人，整个人像个老太太。上班的时候，有个 20 多岁的姑娘第一次见我，叫我大娘。要知道那时候我还不到 40 岁！

我不明白自己到底是怎么了？就像被命运盖了一个章，章上刻着"痛苦"两个字。

可能人痛到极致就会生发出改变的力量。

2019 年下半年，我开始参加网上的心理学课程，近两年的课程学习让我有了一些改变，让我看到生活并不仅仅是自己看到的灰暗，它还有五彩斑斓的另一面。

但我总觉得这样的改变并没有从根本上解决自己的问题，总是感觉那些东西时而有用，时而没用，有点玄玄乎乎的感觉。

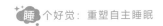

我还是时不时地陷入焦虑、抑郁、失眠，和我先生的关系还是很糟糕，还会陷入自责：你都学了这么多，为什么还没有彻底改变？

2022 年 5 月，我无意中刷到戴戴老师的直播间，注意力像铁碰到吸铁石一样瞬间被吸引住了——她是个博士！她笑得这么开心、灿烂！我多久没这么开心地笑了？

她好像也在讲心理学知识，她讲的这些有用吗？

就这样，我关注了戴戴老师的直播间，早晨 7 点多钟，直播预约响起来，我在上班路上就开始听。

那时候听到的很多金句，都被我记到小本本上了。

> 真正阻挡你快乐的不是糟糕的事情，而是你没有感受快乐的能力。
>
> 改变认知，改变情绪。
>
> 自己一好，天下皆好。
>
> 人只有在积极的情绪下，创造力才会爆棚。
>
> 苦难是一种财富。
>
> 觉察带来理解，理解带来和解。
>
> 真正有害的不是压力，而是压力有害的观点。
>
> ……

看了戴戴老师 3 个月的直播，我决定再试一次，也许她和别人讲的不一样。

就这样，2022 年 8 月 28 日，我报了戴戴老师的 9.9 元"告别情绪内耗，心想事成的秘密"的公开课。第一次上课，戴戴老师从脑科学、心理学、进化的角度讲述了我们的情绪是怎么来的，为什么我们会有这些情绪。

我听得似懂非懂。我就想解决我的失眠问题，解决我和我先生的关系问题，你讲情绪干什么？有什么关系？但我的内心感觉，眼前这个博士不是骗子，她可能会解决我的问题。

带着这样纠结、矛盾的心态，2022 年 9 月，我报名了训练营。在训练营听课做练习 3 周以后，我感觉自己的睡眠情况好了一点，身体躺在床上，习惯性地去放松，不知不觉地就睡着了。睡觉前胡思乱想的时候，我就通过呼吸练习把注意力拉回来，拉回来……

在我一次次的觉察下，我和我先生的关系也一点点变好，家里慢慢变得温暖。

我先生问我怎么这么会说了？哎呀，沟通能力变强了呗！有委屈、不满、不同的意见，及时沟通，讲出来，过日子都是鸡毛蒜皮的小事，也没啥大矛盾，就地解决，还是和和美美的一家人。孩子也说：妈妈变了，没有那么多负面情绪了。

在训练营中学习了一个月后，我报名了全家桶课程。

当时的全家桶课程有四个部分的专题：睡眠、亲子关系、成瘾问题和原生家庭。

每一次小美老师刚发了课程，我就立刻点开迫不及待地去听，就好像是一片干涸了多年的沙漠，终于迎来了一场酣畅淋漓的大雨，太需要了！很多课程我是一边落泪一边听完的，特别是原生家庭专题。我完整地看到了自己的成长路径，以前总觉得自己哪里是有问题的，但说不上来，原来所有的问题都有迹可循。原生家庭影响下的我，就是我改变之前的样子：自卑、胆小、战战兢兢、唯唯诺诺。在这里我找到了答案。全家桶课程不仅仅帮助我看到问题，分析问题，还给出了解决问题的方向和方案，彻底解决了原生家庭对我的不利影响，使我跳出命运的诅咒，不再是那个没有自信、没有自我的人。40多岁，我开始真正活出自己！

从此，我对戴戴老师"上瘾"，和正念签约一辈子……

如果说父母是给了我生命的人，那戴戴老师一定是让我涅槃重生的人！

曾经自己淋过雨，也想帮别人撑一把伞。

2022年年底，我参加了戴戴老师的内训团队超预期训练营，希望用自己的一点点力量帮助愿意改变的人。

后来，我又参加了短视频班、视频剪辑班、主播班、直播运营班，有了自己的账号，慢慢地，我有了12000多个粉丝。在我的影响下，有260个伙伴上过"告别情绪内耗"的入门课。在这里，我见到了太多和我一样的伙伴，自己的情绪变好了，和另一半、孩子、父母、领导、同事的关系也变好了，抗压能力也变强了。正应了戴戴老师的那句话：自己一好，天下皆好。

亲爱的，人生漫漫，你可以过得很幸福！

即使身处低谷，
也要看到困境
背后暗藏的礼物：
无限的可能和转机！

美 琳

- 科学睡眠教练
- 北大博士
- 高校副教授
- 正念幸福教练

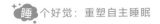

谁动了我们的好心情和幸福

我是第二十三期告别内耗公开课、第七期幸福减压训练营、第四期睡眠课的学员美琳，通过学习戴博士设计的这一系列脑科学、心理学课程和练习，现在已经成长为团队的助教和主播。

唯愿我的经历能带给你哪怕一丝希望和帮助，不管你身在何方、身处何种境地，即使身处低谷，也要看到那个困境背后暗藏的礼物：无限的可能和转机！

2024年元宵节，是个冬日里难得的好天气，中午时分阳光明媚，路上和院子里的积雪都在消融。

"草在结它的种子，风在摇它的叶子。"陪着母亲坐在太阳底下说话，就很好。这一切都很美好，在我心头刻下暖暖的、幸福的感觉和记忆。

这温暖、美好又幸福的感觉，是我很久没有感受到的了。我曾经以为幸福离我而去，再也不会回来了。我曾经丝毫感受不到这些美好和幸福，甚至痛苦到在深夜里痛哭，心力交瘁，疲惫不堪——直到两年前，我遇到了戴戴老师和她带给大家的脑科学的科普知识。

我是一名教师，已经人到中年，上有老，下有小。繁忙的工作和巨大的生活压力，以及积累的情绪和身体问题，让我的身心疲惫不堪。除了长年累月的伏案工作带来的颈椎、腰椎问题，让我备受折磨、苦不堪言，我还总是会想起过往生活中的不快、痛苦，几乎每天都陷在对过去的不甘、不快，甚至愤怒和委屈中。并且因为孩子的叛逆——对学校的抵触、对游戏的痴迷、熬夜和泡网吧、频繁点外卖等行为，我经常和孩子发生冲突，我们的关系也降到了冰点，由此也让我产生了深深的焦虑。

这样的状况一直持续到 2022 年，患有认知障碍、久病卧床的父亲去世了，我再也绷不住了，这一切让我每每在深夜痛哭。丧亲之痛、曾经的不快和痛苦、稚子的叛逆、他人的误解和评判，凡此种种，几乎每时每刻都在我心头翻腾、在我脑中上演，让我遭受着心理和身体的双重折磨，苦不堪言！最严重的时候，我会产生巨大的恐惧，全身都会有发麻战栗的感觉。现在经过跟着戴博士学习情绪课程，我已经知道了这是严重的情绪问题引发的躯体化反应。我又亲眼见到身边的人出现各种各样的问题，一切好像都没有头绪，一切又好像都本该如此，似乎遇到的人都是这样，每个人的心情都如一团乱麻。我特别困惑，想知道这一切是为什么？怎么办？都是这样吗？还能更糟吗？有什么办法解决吗？我还能变好吗？为什么人人都陷在自己的情绪中难以抽身呢？

眼看着父亲从认知障碍慢慢发展到不认识我们，到陷入大脑痴呆、丧失意识的困境，到不能自理和卧床不起，母亲和我们每天都经历着身心的煎熬。不忍看到父亲无力卧床，丧失记忆和意识，自己却无力、无助又无奈！父亲的离世，如同打开了一个悲伤和恐惧的开关，对生和死的困惑和恐惧，让没有防备的我陷入了时好时坏的情绪旋涡和几乎战栗发抖的躯体反应中。

每天，各种无法控制的念头、想法、意念和强迫心理，如洪水般袭来。而那时我知道：必须想办法改变和拯救自己，不能再这样下去了！

我开始寻求心理学的帮助，直到 2022 年 11 月，感谢自己的自救意识和平台的推送，让我认识了戴戴，她就如同一束光，照亮了我的内心和生活。她和她掌握的专业知识和技能，成了照亮我的生命之光，将我从大脑给自己设置的情绪泥沼和陷阱（大脑的负向刺激加工偏向）中拉出来，还我一副健康的身心。

最初，我完全无法控制各种意念和想法、不快的情绪，以及经常袭来的不明原因的紧张和焦虑、躯体的痛苦，它们让我感到困惑，度日如年，正在学习的心理学知识也没法完全解决这些问题。遇到戴戴后，她的一句轻轻松松的"一锅端"，让我大感好奇，也是因为戴戴的直率、真诚和丰富的知识底蕴，让我信任她，想要试一试。

跟着戴戴设计的入门课、训练营，一步一步走来。在戴戴和助教们的带领下，紧跟练习的脚步，真实的变化发生了：练着练着，听着听着，不知不觉中，我的心情慢慢变得愉快，开始感受到生活的美好，幸福感悄然降临。

所有的美好其实都是慢慢发生的。自己的问题原本就是经年累月积攒下来的，不是一朝一夕形成的，但是刚进入训练营时我很心急：为什么别人练习几周就有了改善，就来报喜，而我还是如此紧张、焦虑难耐、身心俱疲？我觉得自己没有太大的感觉和改变。

我开始怀疑自己。

直到8周训练营结束，2个月过去，也许自己的问题没有一下子完全解决，但是我发现：原来一遇到事情就全身紧张、发麻，甚至胃疼、紧缩的状态已经改善了，没有那么容易着急了，也不再频繁地焦虑到四肢冰冷麻木，躯体的反应减轻了很多。

等到第二次复训的机会，我就迫不及待地参加，每天跟着课程设计的进度做练习。我最喜欢觉察声音的正念练习，基础的10分钟的觉察呼吸练习也是必做的。

一直到第五周至第六周，我开始明显地觉察到自己当时的情绪和状态，可以提醒自己跳出来了。这些变化，都是随着时间推移慢慢发生的，如同初遇戴戴，如同第一次跟着戴戴做葡萄干练习，将信将疑，然后开始试着觉察声音、觉察情绪、觉察想法、觉察自己的呼吸，做身体扫描，正念饮食，正念倾听，驱散乌云的正念觉察，正念沟通，正念生气，探索边界和责任，等等，这些让我体验到了一次次科学正念给自己的大脑、身体和心灵带来的惊喜的变化，与其说是训练，不如说更像是洗礼、治疗和重塑。

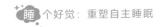

原来，耐心是一种智慧。

原来，我们的情绪和身心状态本来就会反复，我们每时每刻都生活在自己的大脑产生的想法和由此升起的情绪中，我们也只能生活在自己的大脑给我们塑造的想法、情绪和意识的世界里。而未来，我们还会遇到不开心的事，甚至还会有低落、焦虑和强迫的情绪，唯有接纳这一点，唯有坚持正念，坚持练习，用正念贯穿我们的人生，使其成为我们一生的护心护体金刚罩。

何以解忧，唯有正念！

正念课程还帮助我解决了思维、认知和生活中的一些实际问题和困扰，打破了我固有的以自己的想法为唯一标准的习惯。我还觉察到对于孩子，原来我就是个大"判官"。我学会了闭嘴，学会了理解，学会看到孩子的需求、倾听孩子的心声，用孩子能接受的方式爱他，不再给孩子贴标签，不再动怒，及时看到自己面对孩子时产生的不良情绪，及时刹车。

看到孩子光着膀子坐在电脑前玩着手机，点着外卖，又想到他给家里造成了那么大的损失，我就气急上头。可是想到跟着戴戴一直学习的知识和做的练习，我就试着让自己尽量先从不良情绪中跳出来，没有把质疑的话说出口，心情复杂地在孩子跟前转悠一圈。多亏自己这些天的学习，我没有乱发脾气，而是转身先出门了。我告诉自己：我可以有这样的情绪，产生情绪很正常、很自然，但如果一直这样陷在对事情的烦乱情绪中，对自己没有好处，对解决事情也没有帮助。接纳现状，接纳孩子所做的事，接纳自己刚才产生的情绪，接纳自己想起糟糕往事时的心乱，然后把自己拉回到现在，回到现实的一分一秒中，回到当下自己平静的生活中，看到当下，珍惜当下。处理好情绪之后，再想各种办法处理问题。此时，我已经能够跳出那种心乱如麻的感受和状态了！我体验到了跟戴戴学习的效果，太棒了！这种变化很奇妙，整个人回归到平静的状态，清晰、明确、轻松、洒脱、淡然、平静。这几乎是第一次，我看着自己有情绪，看着自己跳出来，就那么跳出来了，把自己拉回现实中来了！

问题终究要解决的，话到嘴边，说出来的是："孩子，妈妈发现你有一个很大的优点，就是有责任心。"然后我就把几件具体的事情说了出来，夸奖他。这些话说出来后，我自己都惊讶了，而且说出来的那一刻，感觉特别好，连身边的空气、周围的氛围都跟着变得美妙了，妙不可言。看来，真正的好话，发自内心的赞美还是要多说，因为不仅别人听了感觉好，我更是发现了它们对自己的好处：可以带给自己这么美妙、美好的感觉！

后来的一天，孩子从零食袋里拿出最后一根辣条给我，说："妈，你尝尝！"知道我是什么感觉吗？我哽咽了。我才知道，孩子有多么爱妈妈，可是我以前却一贯用如刀的话语伤害着这么好的孩子。现在想起来真是心如刀割。

这期训练营还有一个特别有意义的地方：陪伴我和伙伴们一起走过了最艰难的阶段。记得当时我病了之后发热躺倒，身心俱疲，身体和意识冰冷发麻，唯一坚持的是看群里的消息，努力跟着戴戴的引导做身体扫描练习，就这样熬过来了，治愈了自己，终于告别了那种痛苦的躯体反应。

窗外的啁啾鸟鸣，虽是叽叽喳喳，但我听出了小鸟因为天气变暖产生的愉悦心情和春天的讯息；楼下汽车的引擎发动声和关车门声，也似带着生命张力的振动。风声雨声读书声，声声入耳，在我听来，这些都是生命的声音，代表着旺盛的生命力。

一切都是如此美好！内心的感受简直太美妙了！原来我是如此快乐和美好！原来我可以如此快乐和美好！我又闻到了花香，听到了鸟鸣，想起了儿时的美好记忆，那是青春和田野的味道。

我知道以后的生活中，我还会每天和情绪相伴，每天都生活在大脑产生的各种情绪和它认为的世界中，还会经历各种困难和挑战，一如我们每个人都要面对的那样。但是当恐惧、焦虑来临时，我会看到它们，直面它们，拥抱它们，然后带着它们继续前行。因为我知道，一切的问题，都会有至少3种以上的解决办法。

每时每刻，我们的生活都在发生着变化；我们的心情起起伏伏，我们的念头和情绪来来去去，如同天上的云朵一样，不停地变化着、流动着。唯有我们自己的内心在这些变化和流动中，时刻保持觉察、敞开，观察这世间的万事万物，坐看风云变幻，我自岿然不动。

让我们一起感受当下，让自己停驻在当下，这当下是美好的、幸福的、珍贵的。让我们慢慢找到完整的自己，无畏无惧的自己，不悔此生，从此让灰暗中照进光明。

当我走在点点星光下，我感受到了时间长河的力量，想起了儿时的时光，我知道自己可能真的明白了一些有关生命的意义，各种宽广浩渺的念头涌了上来，很奇妙。我会继续努力，带着问题学习和前进。

希望往后余生，把这生命之光传递播撒，照亮更多的生命和心灵，支撑自己，也支撑更多的生命。

语言和文字，是有生命力、有能量的。希望我的文字能带给你些许的温暖、治愈和力量，希望我的经历能影响、帮助到你。

希望你开心快乐起来，内心充满希望和力量。

不要让懊悔和自责带走你未来的幸福。

心平能愈三千疾，心静可通万事理。且停且忘且随风，且行且看且从容。

感谢相遇，未来一起努力，一起收获幸福！

最后，把卡巴金教授的正念理念送给大家：

1. 正念三原则：有觉察、不评判、在当下。

2. 当头脑被不满足和无觉知所占据，我们并不愿意承认，我们很难感受到平静和放松。

3. 当你乐意聆听他人的需求，聆听他们看待事物的方式，他们会感到被听到、受欢迎、被接纳。

4. 正念的培育是一种全然的行为，是一种理智的、自我慈悲的行为，是一份全然的爱的行为。

在冥想中，
我看见了
现在的我、
当下的我。

杨 蕊

- 科学睡眠教练
- 心理咨询师
- NLP 执行师

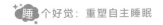

活在当下，才是美好的开始

我是杨蕊，是一名教师，也是一名心理咨询师。从 2016 年进入心理学的系统学习之后，我就在学习心理学的道路上越走越远，越学就越觉得自己所知甚少。当年在学习普通心理学的时候，老师在讲大脑这一章节时，我是最不想听的，因为专业术语太多，也听不懂，听着就想睡觉，那时就想学点直接能用到生活中的心理学知识。可是在后来咨询、讲课的过程中，遇到的问题无论是亲密关系还是亲子关系，生活问题还是工作问题，都会涉及情绪，情绪在很大程度上是会影响关系和生活的。这个时候我对情绪开始了认真、执着的学习。通过最初的"大脑盖子打开了"认识了三体脑假说，然后才知道大脑与情绪如此息息相关。我对大脑的兴趣越来越浓厚，到处寻找关于脑科学的知识。

真是念念不忘，必有回响。2023 年春节期间，我早上赖床刷视频时，很巧地刷到了戴戴老师的直播。她在直播中用专业脑科学知识解释了情绪的发生，杏仁核、海马体、下丘脑、扣带回……这些曾经让我云里雾里的名词，在戴戴老师的讲解下，居然让我觉得它们生动有趣、直观可见，好像都是我的老朋友。

幸运之神总是眷顾着我，在 2024 年 1 月的海峰老师的友者生存 G3 线下课中，远处有一位戴着眼镜的、瘦瘦高高、白白净净的小姑娘，好眼熟，再看姓名牌——戴戴，我的内心狂喜！因为现场总共就 18 个人，居然还让我遇见了她！此刻我的心情不亚于那些见到偶像的粉丝。我拉着戴戴老师激动地表达我的仰慕之情，并表示了我的期待："戴戴老师，我很想学习和情绪相关的大脑专业的课程，你什么时候开脑科学的导师班呢？"戴戴老师一脸惊讶又略带惊喜地点头说："会安排的，你督促了我。"真是好开心！

第二天早上，惊喜就出现了，海峰老师公布了戴戴老师的导师班启动，招募学员，年前就开始上课了。如大家所想，此时此刻你看到的我，就是心想事成的我。

学习一段时间后，你就会发现学习不再是一件艰难和痛苦的事情了。当你了解了你的大脑运行原理之后，你就会放过自己，也会调整自己，更会更好地做自己。当你学习了正念练习之后，你的觉察有了方向，不再主观地臆测，学会了不评判。"活在当下，敢于活在当下，会活在当下"的感觉真好！

2023 年 10 月 10 日，是我悲伤的开始。最爱我的妈妈在我睡觉前还与我通了电话一切安好，可当我一觉醒来，妈妈不在了，是梦吗？是梦吧？每天的泪水告诉我不是梦，是真的，妈妈是真的离开我了，是永远地离开我了……每天白天上班，一切都是如常，但是到了晚上，所有的情绪扑面而来，懊悔、自责、委屈、难过、害怕……泪水湿透了一块又一块枕巾，我常常哭着哭着在泪水里睡去……而当半夜突然醒来……太难了，没有经历过的人真的无法做到感同身受，只有自己经历了，才会知道这是怎样的一种痛。

我也知道妈妈是不希望我这样消耗自己的，妈妈一定希望我好好活着，妈妈一定希望我幸福快乐，可是我做不到。失去妈妈的那一刻，我感觉我可能永远都不会快乐了，是的，我好像不配拥有快乐了。

在这个时候我开始尝试学习戴戴老师的睡眠课程。这个课程设计得非常好，从情绪入手再谈幸福，最后是睡眠，这不正是为我量身定做的吗？以女儿的身份沉浸在悲伤情绪中的时候，我是很难找到专业感觉的，可是在戴戴老师的课程里我找到了更好地做自己的方向。我的悲伤、我的自责、我的懊悔……我的所有情绪都说明了一件事情，我舍不得妈妈走，我想妈妈了。我会因为这些情绪无法表达而引发对伴侣和对孩子的不满，乱发脾气。

跟着课程做正念练习让我在觉察情绪这方面又得到了更好的锻炼，更重要的是我慢慢放下了对自己的评判。妈妈的离开使我总是懊悔当初，当时应该给妈妈买把她喜欢的梳子的，怎么就没有买呢？当时应该给妈妈做我拿手的酸菜鱼的，怎么说了几次也没有做呢？当时妈妈来我家，她信佛，我应该带她去鸡鸣寺拜一拜的，怎么就没有去呢？如果可以重来，该多好。可是没有办法重来，就让懊悔、自责消磨着我，忘记了还活在当下的我，这个状态的我应该不是妈妈愿意看见的吧？

我安静地坐在椅子上，一次又一次地做着练习，思绪一次一次地跑掉，又一次一次地拉回来，一次一次地专注于当下的我。是的，我除了是妈妈的女儿，我还是我自己啊！在冥想中，当我看见现在的我、当下的我的时候，惊喜与悲伤交织在一起的复杂感觉油然而生，再回头看看那个曾经活在自责中的我，让现在的我充满了怜惜和疼爱。是的，妈妈离开我了，但是妈妈的爱一直陪伴着我，我抬头看见妈妈的爱化成天使的翅膀飞进我心里的时候，我内心的那份力量让我更加有勇气去面向未来，活在当下！

我很感谢有这样一个机会让我接触到老师的学问、科学的讲解、数据的验证、有效的练习，也收获了良好的效果。从此我更加坚定了跟戴戴老师学习专业知识的信心，以更好地服务更多的小伙伴。

感恩遇见，所有的美好从此刻开始！

全情投入当下的
每时每刻，才是
最真实的人生。

阿 来

- 科学睡眠教练
- 二胎宝妈
- 国企 HR
- 幸福正念践行者

活出"松弛感"的人生

初夏的阳光透过明晃晃的玻璃照在教室里，我坐在高三的课堂上，马上就要高考了，却怎么也回忆不起来学过的知识，大脑里一片空白，急得我像热锅上的蚂蚁。突然，我已经坐在考场上，交卷铃声马上就要响起，还有一大半卷子没写，怎么办？怎么办？正当我绝望无助的时候，我从梦中醒来。那种真实的压迫感常常让我分不清梦境和现实，半天缓不过劲，直到确定这原来是场梦，我才长舒一口气……

我是阿来，一个二胎宝妈，就职于一家世界 500 强企业。都说妈妈是超人，职场妈妈更是像身披战袍的战神，左手是工作，右手是家庭，肩负着双重身份和责任。

以前的我时常感觉"压力山大"，就像一根拧巴的麻绳，内心总是别着劲。高考已经过去 20 年，可我还是经常做关于考试的噩梦，仿佛被无形的枷锁紧紧束缚。虽然有着稳定的工作和收入，却不自觉地担忧未来的生活，明明拿了一副好牌，却打不出潇洒自如的气势。用 3 个字总结我的前半生，就是"不允许"！

不允许自己犯错，做不到完美就会焦虑，开始自导自演内心戏。今天的工作出了点小问题，领导会对我有看法吧？刚才那句话说得不妥当，会不会让对方不开心？这件事还可以更完美地解决，都怪我反应慢了半拍……诸如此类的想法，经常出现在我的脑海中。

不允许别人犯错，看到对方的错误会易怒。我属于开车路怒族，当碰到有车辆突然变道或者强行加塞时，我的自动化反应就是对方司机没有公德心、不顾其他人的安全，于是愤怒值瞬间拉满，恨不得一把摇下车窗，大喊一句"怎么开车的"，然后鸣笛、逼停，把十八般武艺全部用上，再追上去好好理论一番。

作为一个二胎宝妈，我非常爱两个孩子，自认为是个尊重孩子、崇尚平等、教育开明的妈妈。但"知之非艰，行之惟艰"，虽然我内心希望孩子们勇于表达自己的想法，但不允许他们顶嘴，更不能有情绪、发脾气。给孩子报课外特长班的初衷是帮孩子培养一个兴趣爱好，可是只要开始学，那就变成了一项硬性任务，不允许停，不能半途而废；练琴必须按照基本功、练习曲、乐曲的顺序弹，不能打乱顺序。最夸张的一次，是大宝4岁那年生病，咳嗽一直不好，我希望她快快好起来，不想听到她的咳嗽声，便要求她忍住。

当孩子达不到我的要求，我便会焦虑升级，不自觉地变身"虎妈"。打着"爱孩子，为孩子好"的旗帜，控制不住冲孩子发脾气，家里经常充斥着我的咆哮声。等冷静下来，看到孩子哇哇大哭，我又开始后悔对孩子造成伤害，陷入自责中。用现在的一个流行词来说，就是"内耗"。这时我逐渐意识到是我自己的紧张状态，导致和孩子的相处模式出了问题，必须要做出改变。

就在我寻求改变却苦于没有方法的时候，戴戴老师像一束光照进我的生命中。2022 年 4 月，正在刷视频打发时间的我，无意中闯进了戴戴老师的直播间，看着她甜美的笑容，听着她用通俗易懂的语言讲着我从未听过的情绪理论，句句直击我的内心。仅仅停留了 5 分钟，我便迫不及待地报了第四期情绪入门课。自此我仿佛按下了神奇的生命重启按钮，打开了一扇通往新世界的大门。

在入门课的学习中，戴戴老师深入浅出地从脑科学、进化学、心理学角度讲解了我们为什么会有情绪，科学、前沿又实用。如果让我用一个词形容入门课的精彩，那就是"炸裂"！不仅因为入门课颠覆了我对情绪的认知，通过学习我开始释然，开始接纳自己的焦虑易怒、纠结内耗。更重要的是，入门课带我找到解决情绪问题最有效的办法——正念冥想。戴戴老师把她 17 年研究正念冥想的精华，全部浓缩在了正念减压训练营的课程中。

我的情绪问题有救了，我心里的大山可以移开了。于是，我兴奋又激动地报名了正念减压训练营的正式课程，拿出比备战高考都大的劲头，铆足了劲开始学习。

戴戴说，学习等于学加习，"学"指理论知识的学习，"习"指实践、应用和练习。一分学，九分习，练习的部分是十分重要的。课程伊始，对底层逻辑的学习继续带领我的大脑升级迭代，但是刚刚接触的正念练习让我有些云里雾里，摸不到门道。每天跟着老师的指导语，照葫芦画瓢做着各种练习，甚至还有些抵触觉察负面情绪的练习。我开始有些困惑，我做对了吗？正确的感觉是什么样的呢？

戴戴老师仿佛算准了我们会有这样的困惑，她的答疑解惑总是来得恰到好处。我们从小生活在一个充满强评判的社会里，太习惯追求一个所谓的"标准答案"，活在别人的评价里，而忽略了自己的感受。正念练习并不是刻意去追求某种感觉，而是如实观察自己的所有状态，面对和接纳它。正念会让我们有能力面对和接纳各种状态，允许一切应如是，这才是真正的情绪掌控者。

原来我真实的感受就是标准答案，那就听话照做，练吧！虽然刚开始练习时还有些笨拙，但想要成为一个高手，开始做得怎么样并不重要，重要的是重复、重复再重复。到了第四周的时候，我突然感受到了"重复"的力量，仿佛被打开了任督二脉，之前举不起来的千斤宝剑，这一刻一下子变得轻巧了。我的状态也在每天的"学＋习"中，慢慢改变，前面一个个练习都融会贯通到九个字"有觉察、不评判、在当下"当中。

"葡萄干练习"帮助我打开了对自己和周围环境的觉察。我拿起一颗小小的葡萄干，透过斑驳的光影看见它晶莹的身体、凹凸的沟壑，放进嘴里津液满溢，品尝出了以前从未体验过的美味。吃一颗小小的葡萄干尚且有如此体会，当我把"正念"的视角转到生活中，突然发现自己的生活中充满了那么多的小美好和小确幸。

"觉察想法"练习让我开始和自己的想法和平共处。念头是大脑神经元放电的结果，并不是事实。面对不期而至的各种念头，我不再被它们卷到风暴的中心，越想越紧张焦虑。而是平静观察后，通过呼吸把自己拉回当下。念头终会像天上的风云变幻，最终归于平静，消失得无影无踪。

除了生老病死，大多痛苦的根源几乎都来自"评判"。通过"觉察声音"练习放下评判，听声音本来的样子，不添加自己的偏好和喜恶，工地噪声也可以听出交响曲的恢宏。

"觉察呼吸"练习带着我在一呼一吸间，安住当下，感受身体和外界能量的交换，不为已经发生的事而后悔自责，也不为未来的事情担心害怕，全情投入当下的每时每刻，这才是最真实的人生。

这些练习仿佛打出了一套组合拳，帮助我形成了新的思维习惯——"觉察、接纳、改变"。正念治好了我的路怒症，现在我遇到被别车的情况，第一反应不是上前去理论一番，而是紧急处理当下的情况，把损失降到最小。也不会像以前一样暴怒、指责对方，而是放下评判想到更多的可能性，他也许有急事，也可能是新手司机，又或许根本没有看见我……以前像这样的小事可能会让我生几个小时的气，吐几次嘈，而现在我心平气和。不做情绪的牵线木偶，可以把有限的精力放在更重要的人和事上，真是太爽了。

控制的本质是恐惧。当我的内心慢慢强大，不再用单一的标准去评判孩子的成长，对孩子的控制慢慢变少了，开始尊重孩子们的感受，允许他们做自己喜欢的事，允许他们成为自己。我不再因为姐姐抵触练琴而焦虑，我看到了她虽然不喜欢钢琴，却喜欢读书和画画，每个人的爱好和天赋本不相同，无所谓好坏；我不再因为孩子们没考好而担心，我看到了他们虽然暂时在学习上遇到了困难，但依旧保持着乐观和积极探索的好奇心；甚至当孩子和我顶嘴时，我会庆幸他们没有用沉默来抵抗，我看到了他们的勇敢，愿意为自己而战是多么有生命力的表现。

当13岁的女儿抱着我说"妈妈，我真的好爱你呀"的时候，感动的眼泪在眼眶里不断打转。能够被一个青春期的孩子这么无条件地信任和爱着，每天被两个孩子轮流求抱抱，我真的感觉很幸福。

对了，最近我还惊喜地发现，在练习了正念冥想一年多后，那个持续了20多年的噩梦，再也没有出现过。不知道什么时候，也许是在每次呼吸中，从高中时代就跟随着我的焦虑和压力，卸下了。

允许一切应如是，我终于活出了"松弛感"的人生！

这就是我和"正念冥想"的故事，如果你也正处在情绪的旋涡中，永远不要放弃希望，人生的际遇和转折有时就在一瞬间。感谢遇见戴戴老师，开启了我人生的幸福旅程。在正念修行的道路上，我还是个学生，也希望在这条永无止境的道路上，能碰见更多同修共学的伙伴，一起做情绪的主人，享受松弛人生。

那个噩梦消失了，
我现在一觉到天亮！
我开始体会到
前所未有的
平和和愉快。

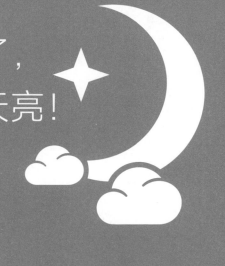

黄 金 平（新 鸿 泰）

- 科学睡眠教练
- 脊柱按摩师
- 正念生活实践者
- 正念幸福教练

我做过的最棒的事

在我过去 40 多年的人生中，焦虑和沮丧一直如影随形，我一直背负着强烈的愤怒、悲伤和孤独。

1992 年的春天，弟弟意外离世，父母离婚各自成家，我们几姐妹一度无家可归。我作为长姐，担起了"母亲"的角色，从此我每天晚上都会做同一个噩梦：掉入深不见底的深渊。

更不幸的是 2006 年，小儿子才出生两个月，我的老公也意外离世。我选择不再结婚，我觉得我不配得到幸福。

一个农村家庭主妇，用什么养活自己的 3 个孩子？为了生活，我开始学做服装生意，早出晚归却生意惨淡。无奈之下，我把小儿子托付给刚结婚的二妹，南下打工，尝试创业。

2009 年，我在深圳开了家小加工厂。为了按时交货，我两天两夜没有睡觉，累得发起了高烧。按时交货后，货款却没收到……我筋疲力尽，以负债告终。

一路跌跌撞撞，没能闯出困境，我一心扑在挣钱上。与此同时，我三天两头接到老师的电话，手机一响，我就胆战心惊：十有八九是小儿子又在学校惹是生非了——打架、吸烟、逃课，典型的问题少年。孩子晚上偷跑出学校，我放下手中的工作，满世界找孩子，已经是家常便饭。找不到孩子，我就会因为担心孩子的安危而无法入睡，可一旦联系上孩子，我就一通咆哮。有一次电话那头传来孩子撕心裂肺的哭喊声："如果不是因为有亲人，谁还愿意活着！"我惊了，我不知所措。备受煎熬的我，曾一度徘徊在自我毁灭的边缘。

当局者迷旁观者清，身边的人都说我对孩子太严苛，脾气太暴躁，我觉得好委屈。我的四妹默默地把戴博士的直播间分享到我们的家族群里，终于有一天早上我点进了戴博士的直播间。看到戴博士灿烂的笑容，听了那场直播，她宛如冬天里的一把火，温暖了我，我当时就买了入门课。

非常感恩我的老师戴博士！那么专业的知识却能用通俗易懂的语言讲解出来。她在第一堂入门课上，带着我们去做来自哈佛大学的压力识别练习的时候，我仿佛看见了我的小儿子。我看见了那个坐在桌子前写作业的男孩，突然被站在身边辅导作业的妈妈拿着课本狠狠地拍打着后背，妈妈歇斯底里地吼着："你怎么就那么笨！这么简单的题都不会做！"那个男孩的眼泪啪嗒啪嗒地落在作业本上，妈妈更加火冒三丈："哭！你还有脸哭！"男孩擦着眼泪默默地写着作业……这样的场景每次辅导作业都会上演一次。而每次回学校前给他备好的水果，他都会给我留下几个。当这些画面再次浮现在我眼前，仿佛就是昨天的事，我看到一个瑟瑟发抖的孩子却依然深爱着他的妈妈。我看到了自己的不堪，看到自己给孩子带来的伤害。我的心好痛，我好心疼我的孩子。小儿子已经辍学在家，体重猛增至 200 斤，我更加焦虑了，喋喋不休的说教变本加厉，孩子们面对我都是沉默不语。"伤害已造成，我现在学习、改变，还来得及吗？"我不禁问道。戴戴老师笑着回答说："不要着急，给自己点时间，只要你愿意学习，一切都来得及！"就这样，我踏上了情绪管理之旅。

8 周的训练营已过去了一半，对于正念三宝"有觉察、不评判、在当下"，我却依然摸不着头脑。葡萄干练习，别的同学能看到自己，看到孩子，而我什么感觉也没有。有的同学学会了正念排队、正念等待，而我还是不得要领。我觉得好难呀！带着疑惑却依然坚持着每天的练习，当我面对孩子的事情不知所措时，我就默念戴戴老师的话："不做比做错强一百倍。"我按下了暂停键，对孩子的各种说教和吼叫慢慢地变少了。

眼看着快进入第八周的课程，到了边界感练习。本该排在我旁边的孩子们，却被我排在了"4"的位置上。我看到了自己毫无边界，过多地介入了我的父母和妹妹们的生活，却对孩子们没有尽到妈妈的责任和义务。我看到了孩子们的委屈；看到了孩子可怜巴巴地看着妈妈无力照顾他们，让同样是孩子的姐姐去照顾弟弟。孩子们状况百出，而我除了自责，还特别焦虑。尤其是 16 岁的小儿子，他在我眼里就是邋里邋遢，从头到脚没有一样是让我看得顺眼的。臭袜子乱丢，吃饭后不洗碗，衣服不收拾，到处丢垃圾，没日没夜玩手机，肥胖……我拼命地想改变孩子，首先就是要求他减肥，扎针灸，吃中药，我觉得：我都是为了你好，你为什么就不按照我的意愿来？

戴博士说，孩子的情绪问题，根源在父母。过去发生的事已无法改变，自责、后悔是没有用的，要问自己：当下我能做什么？我开始反思：当下我能为孩子们做什么？我开始在日常生活中，不再唠叨孩子不讲究卫生，不再忧虑地一遍又一遍告诉他，他又胖了，该减肥了，该如何如何了。我把时间和精力放在了自己身上，每天除了工作就是练习情绪管理。

2023 年 11 月底，我跟小儿子打视频电话，发现他竟然自己去做针灸，而他曾经那么抗拒针灸。此时我才明白，孩子抗拒的是我。他还笑着跟我说："妈妈，你的大儿子太懒了，每天早上都是我起来煮粥！"这个在我眼里一无是处，作息黑白颠倒，一日三餐从来不按点吃，不是吃泡面就是点外卖的小子竟然早起煮粥了。当我觉得自己第八周的训练营快要结束，自己还没有什么改变的时候，突然间看见我的孩子在阳光里冲着我笑了。

曾经我以为去掉担心、无力、恐惧、烦躁，剩下的就是勇气、力量、平静、信心、热情、活力。通过学习我才知道，情绪没有好坏对错之分，每一种情绪对我们都有用。如果我们想在生活中做出真正的改变，必须明白情绪最终会对我们产生多大的影响。

跟着戴博士学习情绪管理，是我今生做过最棒的事情。学习是需要时间的，回望跟着戴博士学习的这一年多的时间，我泪流

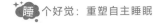

满面，在泪花中我看见了过去的那些伤痛，我看见了自己，看见了我的孩子们。我并不是一个没有用的人，我的孩子们也并不是一无是处。那个噩梦消失了，我现在一觉到天亮！我开始体会到前所未有的平和和愉快。

我受益了，我希望有更多饱受情绪困扰的人也能跟我一样受益。我也愿意成为一个传播正念种子的小仙子，跟戴博士一起"幸福千万家"。

睡个好觉是生活
的标配，而幸福
是人生的高配。

冯春华 （遇见）

- 科学睡眠教练
- 中小学高级教师
- 心理咨询师
- 正念幸福教练

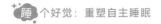

我变了，世界就变了

大家好，我是冯春华，是一名教师。小时候兄弟姊妹 8 个，习惯在夹缝里求生存，所以特别努力；读书时历任班长、学生会主席，工作后又深受好评，是朋友们心目中的知心姐姐；婚姻和家庭也是家长们眼中的"别人家的孩子"。但是就算我这样一个自我感觉良好的人，也曾经历过情绪困扰的至暗时刻，这才让我有机会先后与心理学和戴博士结下了不解之缘。这倒真的应了戴戴那句话：情绪启蒙 3 岁起步。人生的课程每一节都算数，落下了就得补起来。

2009 年下半年，孩子中考前以优异的成绩提前被异地最好的市级高中录取，孩子要求异地就读。开学几周，老师总是不停地跟我夸儿子思维敏捷，脑子灵活，一口一句"就是一块清华北大的料"。可是好景不长，才 1 个多月，这个自由自在惯了，从小到大拒绝参加任何补习班，大家眼中轻松读书的娃，莫名其妙地不想读书了。那一刻我真的一下子蒙了，焦虑和惶恐像闪电般强烈地袭击了我，我感觉天都要塌下来了！如果就这样真的不读书了，上不了好大学，找不到好工作，以后他的人生该怎么办？光鲜的过往让我对此羞于启齿，身边又没有专业的人可以求助，我当下能做的就是每周末像车轱辘一样不停地辗转奔波于县市之间，一边丝毫不敢怠慢地安抚信奉严师出高徒的班主任，唯恐得罪了老师对孩子不利；一边又要去陪伴孩子，不停地向他灌输"老师是为了你好"的想法。但是孩子就是不买账："他哪里为我好了？他那么粗暴，纯属就是把人当机器，一点都不尊重人！"我说："别人怎么能适应，你为什么就不能适应呢？"孩子从此不再跟我说什么了，这样反倒让我更加焦虑，几乎是在一夜之间就让我愁白了头。

无计可施的我居然有一天坐在儿子的床边，扒拉着我的白发对他说："你看，你不好好读书，妈妈头发都急白了！"一个一米七几的小伙子顿时眼泪夺眶而出，赶紧拉过被子蒙住头，躲进被子里号啕大哭。现在想想那一刻的我真是愚蠢至极：我是在试图让一个此刻正在背负着学习和环境双重压力的孩子来理解我、安慰我、体谅我吗？我是在企图让孩子来做我的家长、来照顾我的情绪吗？我这分明是在变相地用我的白发责怪孩子不够努力，不让我省心，我不仅没有给他减压，只会让他更加自责，让他难上加难。那一刻我就是压垮孩子的那一根稻草，我却浑然不知！真的是无知者无畏，写到这儿，我已泪雨滂沱。

儿子是独生子，又是长孙，集大家庭的关爱于一身。可作为妈妈的我自小就是在父母与哥哥姐姐相互之间的吼叫、指责、打骂、撕扯、哭喊声中长大的孩子，只是因为我太小打不得？或者是由于我与年龄不相称的懂事让我躲过了这一劫？我不得而知，我对情绪的感受和表达既木讷迟钝又粗暴，加上又是第一次当妈妈，着急的我就像一只无头的苍蝇。

我清楚地知道我的内心是向往幸福的，我清楚地知道我的内心是无比爱孩子、爱这个小家庭的，可为什么总是事与愿违呢？于是我开始一路狂奔在找方法的路上：到网络上、书籍中、电视里对号入座找原因，理论方法、沟通术，笔记做了一大堆，手写得酸麻酸麻的，还有各种备忘录、手机屏保提醒。后来实在不行就开始自学心理学，那么厚的 3 大本书，我真的是夜以继日地学，半夜醒了，都得看上几页再去睡，有时候连晚上做梦的内容都是与心理学知识相关的。功夫不负有心人，我于 2011 年通过国考，取得了国家二级心理咨询师的资格证书。

可一切都是徒劳，这又应了戴戴老师那句话："心法不到位，方法用不对！"唯一的改变就是我表面上不再盛气凌人，由原来的肆意发泄到忍气吞声。可孩子依旧不愿学习，他不吵不闹，就是消极对抗，开始还在教室里待着，最后发展为逃学。我真的是有一种拳头打在棉花上有力无处使的感觉。当所有的努力都没有结果的时候，我开始变得焦躁，遇到一点小事就会胡思乱想，纠结、内耗非常严重，并且严重影响到了睡眠。由于情绪不好，我还常常抱怨、迁怒于他人，老公也不堪其苦。修养极好的他无论什么时候，都是无条件地选择支持孩子，也曾为了"护犊子"跟我吵过、闹过、抗争过无数次，最后发现我发起疯来没底线，也就拿我没有办法，从此任由我"兴风作浪"。这样的状态持续了好些年。

尽管如此，我是一个不认输的人，始终相信万事总有个解法，所以还是会持续关注心理学方面的东西，尽管总觉得缺了一点什么。

直到 2022 年 12 月，不太喜欢玩手机的我竟在无意中刷到了脑科学博士戴戴老师的直播间，她和颜悦色地讲自己先后研究了情绪 16 年；她说理解情绪只有心理学知识是远远不够的，大脑才是心理与行为的生理基础；她说应对生活的一地鸡毛只需要"有觉察、不评判、在当下"九个字就足够了，不需要任何的控制、忍受、压抑或者逃避，而且情绪是控制不了的；她说所有希望搞定别人的人都是徒劳的，自己一好，天下皆好……什么？这些观点太新奇，我得看看！我立刻报名了戴博士第二十六期告别情绪内耗入门课。

在戴博士的带领下，我第一次从心理行为、大脑神经机制、生物进化和基因的层面深刻地理解了人有情绪很正常，情绪没有好坏对错之分。纠结内耗、暴躁易怒、焦虑担心、心情低落这四种消极情绪是我的身体发出的求助信号。而所有的睡不着觉、不明原因的慢性痛、成瘾行为和衰老都只是情绪问题没有及时化解，长期积压造成的躯体化反应。这些是结果，情绪才是那个罪魁祸首。当她带领我去体验来自哈佛的压力识别练习的时候，我惊恐地看到了掩藏在我追求完美、丝毫不敢懈怠的貌似强大的外表下，那份对生活抱持着的歇斯底里的惶恐与不安。那一刻，我忍不住泪奔。原来所有的苦，居然都来自无知无觉。要么是无意忽视，要么是有意压抑。原来我是在无知无觉中受着原生家庭带给我的苦，孩子和家人却受着我无知无觉中给予他们的苦，这就是生活的真相。

也是在那一刻，我突然之间就明白了我们兄弟姐妹 8 人，个个精明能干，异常努力地活着，为什么还个个都不幸福的根源了。积极情绪才能促进发展，可我们在对待家人时，一直在用一种习得性的批评、指责、否定、打骂和控制等消极情绪，来应对问题而不自知：我们自以为苦口婆心的劝说是良药苦口，可家人分明感受到的是被评判、被威胁。难怪我们每个兄弟姐妹的家庭都是相爱相杀、鸡飞狗跳。真的是用错情绪，满盘皆输！

与此同时，我曾引以为傲的以牺牲自己为代价去爱人的这一家族性的人设，在那一刻"轰"的一声土崩瓦解。戴戴老师说，自己一好，天下皆好！家长们要做 100 分的自己，做 80 分的妻子，做 60 分的妈妈。而我则习惯于做 0 分的自己，却全力以赴去做一个 100 分的妈妈，对另一半的重视程度更是完全靠边站。家庭排序完全错位，加上这种"自燃式"的付出与回报不匹配后，心里生出的委屈与抱怨就会如影随形，关系怎么好得了？在错误的方向上努力，就是会越努力越糟糕。

而更可笑的是，我那些披星戴月的努力居然是假努力。这真的是把我扎得鲜血淋漓。戴戴老师说科学的情绪管理是有学习路径的，每一步都不可逾越：首先是认识情绪，其次就是表达情绪，接下来才是管理情绪和用好情绪。而我既不认识情绪，也不会合理表达情绪，没有科学的情绪理论做基础，却在苦学心理学，拦腰从方法论上生猛插入，难怪越学越糊涂，越学越无助。

最触动我的还不是这些，当戴博士拿起《深井效应》那本书，说孩子的问题父母应负全责，来自父母的原生家庭的伤害会给孩子造成毒性应激反应，严重影响孩子成年以后的身体健康，患学习障碍的机会是正常孩子的 21.6 倍。这一下深深地击中了我，我的孩子当初厌学难道是我的无知造成的吗？我给孩子造成了毒性应激反应了吗？我仅有的一个孩子，我爱他都来不及，我怎么可能忍心去伤害他？如果是，那我该怎么办？我大气不敢出，心一直提在嗓子眼，喉头发紧。好在戴博士说所有的伤害都有解，因为大脑具有终身可塑性，用心智觉知这种方法就可以做到。那一刻我仿佛被圣光笼罩，得到救赎。一切都是刚刚好。我毅然决然以插班生的身份报名参加了情绪睡眠课的首发课程。

说实话，我不是没有自己的小疑惑，仅"不评判"这个观点对当时的我来说就存在着相当大的挑战：我是一个老师，做的就是评判的职业——好与坏、对与错、批评与表扬，各种点评总是无时无刻不充斥着我的教学生涯。再加上我们从小接受的教育就是人是万物之灵，我们要去改造世界。突然让我如此"放任""无为"和"顺应"，就像是要给我这台计算机重新安装一个完全不一样的系统，那种惶恐和担心可想而知。然而，再大的疑惑也阻挡不了我要尽快去弥补由于无知对孩子犯下的过失，再大的疑惑也阻挡不了我要去习得一种爱的能力，去真正地爱我的孩子、爱我的家人。我只是特别好奇：如果真的从此不再去评判，这个世界到底会变成什么样子呢？

既然戴博士说长期的努力没结果，要么是学习路径有缺失，要么是方向不对。术业有专攻，那就跟着专业的情绪管理高手走，缺什么补什么。在一个完全不熟知的领域，我第一次如此乖地听话照做。我一个猛子扎进了戴戴的第七期训练营，开始如饥似渴、没日没夜地学习，一发不可收拾。

你们可能会很好奇，在训练营里我到底做了些什么呢？

首先，态度上我坚持听课必复盘，练习必记录。年纪大了，担心课程内容有疏漏，我会同步把每一节课、每一个练习，一个字一个字用键盘敲出来，这样就方便我反反复复去巩固和深刻理解每一个知识点，并与自己的实际生活相对应，找到自己对于情绪、睡眠、养育、家庭关系、婚姻、原生家庭的认知误区，及时纠偏，改变自己的认知，从而达到改变行为的目的。这样8周下来，我每周都能获得优秀作业奖，作业经常会被评为精选打卡，两个训练营结束的时候，我都是优秀学员，并在2023年年中以满分的成绩通过戴博士正念幸福高级教练资格考试。

其次，暂且搁置自己当下没有能力解决的问题，不为过去的无知而懊悔，也不为未来而担忧。从接触心智觉知的第一天起，我开始把自己当回事，开始把自己的情绪当回事。只要在清醒的状态下，我时时刻刻提醒自己有意识地觉察身体的状态并及时放松。我发现我会习惯性地屏气，我的手会经常不自觉地握成拳头，每个脚趾都向下几乎弯曲成了90度，甚至在半夜醒来的时候我也是双臂抱紧、浑身紧绷。每每在觉察到的那一刻，我一次又一次温柔地对自己说：宝贝，不用怕！只是你的杏仁核太尽职尽责了，因为遗传的原因，它在用过往的经验过度解读了你的压力。然后我就会一次又一次地重新恢复正常呼吸，一次又一次地松开手掌，一次又一次有意识地把脚趾伸直，一次又一次地在醒来的那一刻及时放松用力的双臂……

最后，我按照老师设定好的课程和节奏，在每一种分解练习中坚持打好基本功。在觉察情绪的练习中，我一次又一次地找到属于自己的情绪识别物，我难过的时候、我紧张的时候、我开心的时候、我害怕的时候，我的心里分别有什么想法，身体有什么反应，情绪有什么变化，我在一周或一天的什么时候会有这样的反应或变化。找到规律后，下次当身体出现了同样的变化时，我就能意识到接下来会有什么样的情绪产生，我就可以提前干预，做到防患于未然了；在葡萄干练习中，我细致入微地发现每一颗葡萄干的差异，如实看到和感受，想吃它是因为自己的心理需要还是身体需要？到后来慢慢把葡萄干练习迁移到人身上，给予他人同样细致入微的关注与感受；在觉察想法的过程中，我一次又一次地努力区分哪些是我的想法，哪些是事实，并且做到不与之抗争；在觉察呼吸时，感受一呼一吸之间带给身体的滋养和温情的陪伴；在做身体扫描练习时感受身体每一个部位的感受，看到它，接纳它，与各种酸、麻、肿、胀、痛的感觉共存，感受它的产生、变化及消失的整个过程；在觉察声音的练习中，我一次又一次清晰地辨析什么是声音，什么是情绪，提醒自己只是听，不掺杂自己的喜好去评判；在练习觉知等候中，及时感受人与环境的美好；在善待自我的练习中，学会不为难自己，如实接纳自己的方方面面；在觉知行走的练习中，感受身体各部位对自己的支撑及强大的团队合作能力；在培养愉悦感练习中，着重培养自己发现生活美好的能力；在边界感练习中，分清哪些是自己的责任，哪些是他人的责任，保持边界各司其职……一句话，允许一切如其所是：如实觉察，如实感受，如实记录。不对抗，走神了，便把注意力再拉回来。

就这样，一天一天又一天，我终于慢慢学会了将向外求的目光回收到自己身上。当我把所有的关注点都拉回到自己身上的时候，当我把所有的力气都使到自己身上的时候，令人惊奇的改变就发生了：首先，在白天做的大量而持久的练习，让我及时化解了来自方方面面的压力，减少了精神内耗，保持充沛的精力，所以头脑清晰了，记忆力好了，能够高效地工作和学习，晚上胡思乱想自然就少了。躺在床上，只需要觉察一下呼吸，放松自己的身体，睡觉其实是一件非常简单的事情。所以我的睡眠问题早在课程学习1周以内就得到了及时的解决。出差时同事都说我身上简直是安了个睡觉的"开关"，无论外面多闹，沾枕头就着。

其次，我的精神状态大变样，从之前的严肃、拘谨、谨小慎微到现在的淡定从容、未语先笑。由于之前过度内耗导致睡不好觉，不到 40 岁，就满头银发，到现在头顶居然又白中返出青丝，简直太神奇了。从以前的特别能说，朋友戏称"能把一棵死树说活"的状态，变成了现在的多听少语、气定神闲。对自己合理预期，对他人零预期，由当初的想搞定孩子好让自己安心、搞定我先生以给自己幸福等弱者思维，转变为现在的强者思维，允许他人做最真实的自己，我只需思考在当下我可以做什么、能做什么。31 年的婚姻，我先生现在还总是抓住我这个满头白发的"老女人"的手不放，在有水渍的地方自然而然地弯下腰来背我过泥泞。悄悄告诉你，我先生最近也在关注心智觉知，并且开始用自己的方式每天练习。不仅如此，他还向他的亲戚朋友推广心智觉知呢。

再次，由于我的彻底放松，孩子跟我的关系越来越好，之前他跟他爸说"我怕妈妈怕得要死"，就这句话让我先生心疼得不得了。现在母子间的拘谨不复存在，我已习惯慢下来微笑着听他把每一句话说完，并及时地给予他鼓励与支持。我发现孩子不顶嘴了，不杠了，放松了，久违了的他在孩提时自由自在的笑声现在时时掠过耳旁。过年期间，婆婆再三误拿了我的洗漱用品，我也没有一丝丝的恼怒，我就再三地悄悄换掉自己的洗漱用品，因为我觉得关系比物品更重要。在工作中，当同事外行指导内行，安排我做一些纯属应付检查的工作时，我会温柔而轻快地脱口而出：

行！你安排，我执行！内心居然没有丝毫的抱怨与不满，更多的是理解和支持。

最后，将"追求快乐，逃避痛苦"这个大脑最根本的运作原理根植在行动中，让我从根源上爱上学习，是辛苦却快乐的真努力，而不再是痛苦的云山雾罩的假努力。当我知道成为高手的秘密就是重复、重复、再重复的时候，面对任何一项新的技能，我都允许自己在最初有一段时间的笨拙期。我一遍又一遍地告诉自己：不着急，慢慢来。所以临近退休且对于互联网几乎一无所知的我，居然爱上了剪视频。同时，我也将我学到的这些关于高效学习的方法运用到我的课堂上，我的课堂变得更加生动有趣，不知不觉中让学生也爱上学习。教与学都异常轻松，减负不减质。

家还是那个家，人还是那些人，但我早已不再是原来的那个我了。我由原来的无知无觉，到有知有觉，到后知后觉，到现在的当知当觉，接下来要做到先知先觉。我一头扎进了戴戴老师的"人生不设限，永远超预期"团队，爱我所爱，学习爱，成为爱，传递爱。先后成为戴戴老师社交平台、直播运营、助教和短视频团队中的一员。到目前为止，我已全程深度陪伴三期将近140人的训练营学员完成了为期8周的学习和练习。我耐心细致地辅导每一位学员，给予他们及时的鼓励和温暖的社会支持。每每看到学员细小的改变，我都无与伦比地开心和欣慰。因为自己的成长经历让我深刻地知道，改变是需要信心、时间、心力、耐心、陪伴和支持的，当然更需要在正确的方向上做持续的努力。

可能有人会问我，你 50 多岁了，为什么还对此乐此不疲？我想告诉你的是，因为戴戴老师不仅解决了我此生最大的困惑，让我所有的努力终于第一次得到了积极且深刻的正反馈；是戴戴让我由衷地感受到了什么叫作"自己一好，天下皆好"；是戴戴让我一地鸡毛的生活变得张弛有度、温暖有爱。感谢互联网让我获益，爱出者爱返，我也要借助互联网，让所有曾经像我一样，将隐忍和谦卑作为人生信条的人，在无知无觉中活得异常努力却辛苦无果的人，让更多像我一样因为自己的无知无觉让孩子和家人深陷情绪沼泽的人，因为我的努力能够早一天，更早一天上岸！

曾经淋过雨，所以我特别想替他人撑把伞。这种心情只有经历过黑暗的人才会懂。

睡个好觉是生活的标配，而幸福是人生的高配。之前觉得幸福很缥缈、很遥远，在戴戴的课程里，我突然发现幸福和睡觉一样完全触手可及。它们不过就是一种能力，像你学游泳、学骑车、学弹钢琴一样，哪一种能力不是你一天一天练出来的呢？

如果你暂时做不到，来学一学、练一练就可以了。假如你不仅愿意学，还能像我一样听话照做，那么这个方法不仅简单而且有效。

跟着戴戴走，幸福常常有。相信我，睡个好觉在戴戴这儿简直就是小菜一碟。先睡个好觉，持续练习，幸福就在不远处！

我要挣脱原生家庭
的那条铁链，
我要为自己的
人生负责，
我才是自己人生的主人。

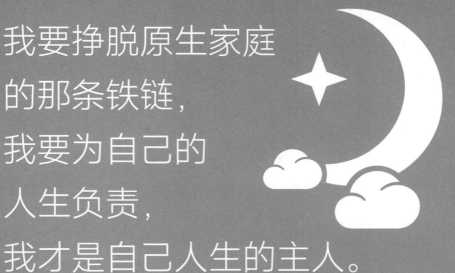

淡 淡

- 科学睡眠教练
- 一位宝妈
- 体制内的管理者
- 正念践行者

从不完美的原生家庭
独自走出来的幸福人生

我叫淡淡，从事项目管理工作，同时也是一个 10 岁男娃的妈妈。

我是 2021 年通过线上学习与戴戴老师结缘，得知她是北师大的脑科学博士，专注于情绪管理的研究，实践正念冥想，我对她的情绪管理课程很感兴趣。当时自己与父母的关系僵化到冰点，面对面也无话可说，我有着深深的无力感。

我出生在一个四线小城市，和大多数人一样，没有什么家庭背景。作为家里的独生女，我的成长之路并不顺利，童年也没有显现出特别优秀的天赋，三流院校毕业，经历过高考失败的苦痛，对人生后知后觉。

在我的记忆里，我的前半生都是被别人安排好的，我的情绪也是被忽视的。对于过往的学习和考试，我一直都是漫不经心地应付和敷衍。

身边的同学都考上了大学，我却迷迷糊糊地进入了一所非常普通的院校。平日我很少为自己做决定，甚至连读什么学校、选什么专业都是家人一手操办的。

还记得那一年高考失利后，妈妈带我去当地的招生处选读学校、选报专业。我对室内设计专业很感兴趣，正打算在招生报名表上填写，可是妈妈突然没好气地来了一句："学这个有什么用呀，毕业后到哪里能找到好工作？"妈妈没听我过多解释，更没跟我商量，一把抢过我手里的报名表，硬是填报了工商管理专业。

回家的路上，我跟妈妈大吵了一架，大声嚷嚷："专业是你填报的，你去读呀，我才不去读。"

说完后，我一个人跑回家，然后把房门重重地关上了，躲在角落里号啕大哭。

无论爸爸妈妈怎么敲门我也不开，还大喊着跟他们说："为什么你们总是这样？什么都是你们说了算，一点都不听我解释，为什么我一定要听你们的呀？"我锁上门干脆不出来吃饭以表示抗议。

妈妈见到这个状况慌了，赶紧把大姨、小姨叫过来轮流对我好言相劝："你现在还小，还不懂事，你爸妈这样做全都是为你好呀……等你工作后就知道了，现在找工作真的太不容易了，不选对专业以后真的会没工作呀……"

最后，我还是拗不过他们的轮番轰炸，慢慢打开房门，乖乖地准时到学校报到，读了一个自己并不喜欢，家人却很认可的热门专业。

我对人生的觉察并不是很早，我浑浑噩噩地从大学毕业，稀里糊涂地参加工作，按部就班地结婚生子。

当命运一点一点把我放置在注定的位置上，我就不断问自己，这样的生活真的是我想要的吗？

一次偶然的机会，我听到了戴戴老师的情绪睡眠课，她的一句话深深触动了我的内心："只有找到你原生家庭的那条铁链，大胆地一脚踹开它，你才能真正地疗愈原生家庭给你带来的创伤。"

我开始寻找自己原生家庭的那条铁链。我成长过程中的一幕幕不断涌现：课后补习班，择校选专业，甚至连选对象我都无力反抗……我的眼泪忍不住流下来。

我强烈地意识到，我不想自己的后半生也被家人安排，我要夺回自己的人生自主权。我更不想孩子重复我当初那样的懵懂和被动，希望孩子学会认清自己的意愿，可以有更多选择的权利。

我像往常一样一大早就听到妈妈催孩子起床的声音，连门也不敲直接进入房间掀了掀床上的被子："乖乖，现在 7 点了，赶紧起床呀！"

过了一会儿，又听到催促声："哎呀，都 7 点 20 分了，赶紧起床，再不起床就迟到了，你还要刷牙洗脸呀，时间哪里够！"

这时候只听见孩子大声地说："知道啦！知道啦！催催催……催什么，烦死了，烦死了！"然后重重地把房间门给摔上了。

过了好一会儿，才看见孩子打开房门，穿好衣服出来，揉揉眼睛盯着客厅的钟表："姥姥，急什么嘛，才 7 点 30 分，时间还早着呢！"

这时候妈妈又交代："课本都带齐没？整理下书包呀，红领巾系上呀，还有水杯记得带上……"每天一大早都要上演这一幕，我也被这种"催催催"的争吵声闹腾着起床。

看着妈妈这一连串的举动，我仿佛看见了小时候的自己，也是这样被催着长大的……我问自己：难道同样的养育经历，还要再次发生在我的孩子身上吗？

于是我主动跟妈妈进行了一次深度对话，第一次违抗父母的意愿，说出自己内心的想法："妈妈，我知道你和爸爸都是爱我和爱孩子的，以前你们为我操劳了大半辈子，但是现在我和我老公才是孩子的第一责任人。

"我现在都 40 岁了，希望自己在养育孩子的过程中学会如何成为一位优秀的妈妈，所以请您放手，不要再插手孩子的事情。孩子也 10 岁了，他也有他自己的节奏，迟到是他自己的事，他要为自己做的事情承担后果。"说完这段话以后，我如释重负，深深地松了一口气。

如果这种情况放在以前，我一定不敢说出口，甚至话到嘴边还是说不出来，宁可全部憋在心里，独自默默承受这些委屈。

但是现在我已经长大成为"大象"了，不再是那个曾经幼小的被铁链拴着的小象，我要挣脱原生家庭的那条铁链，我要为自

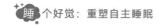

己的人生负责，我才是自己人生的主人。

如果用我的疗愈过程去回应现今很多人对原生家庭的困惑，那么可以浓缩成一句话就是："解决问题的最好方法就是一切从自己开始。"

最后，引用戴戴老师说过的话来结束我的分享："不要让懊悔和自责，打扰你未来的幸福。"

非常感谢戴戴老师悉心的教导，以及超预期成长学苑提供的分享机会，让我再一次突破自己。

真诚希望大家在这个优秀的平台上，真正疗愈自己，温暖父母，照亮孩子，拥有让他人幸福的能力。

情绪是控制不了的，
但是我们可以
学习管理和用好
我们的情绪。

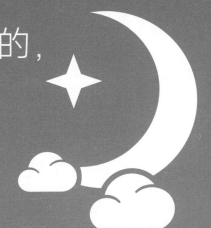

蓝叶

- 科学睡眠教练
- 正念幸福教练
- 家庭教育指导师
- 心理咨询师

幸福需要学习，婚姻需要经营

　　大家好，我是蓝叶，是两个孩子的母亲。我曾因为自己的情绪问题和我先生关系紧张，跟孩子的关系更是雪上加霜。我先生曾说跟我在一起如履薄冰。由于不善沟通，我时常被情绪牵着鼻子走，不知道啥时候就会被一句话、一件小事刺激到，不是嚷起来，就是哭起来。平时对孩子说话也基本靠大吼大叫，被孩子称为"母老虎"。

　　我大女儿读四年级的时候，小女儿出生了。我有限的精力都用在了妹妹身上，被忽视的姐姐渐渐与我疏远，慢慢不再跟我沟通，我的话在她眼里似乎都是错误的。这让作为妈妈的我深感痛苦，于是开始踏上了改变的旅程，购买各种书籍，报名各种线上线下的课程，希望能从中找到快速解决问题的捷径。然而，学习的结果并未如我所愿带来改变。有时，我甚至还会用自己学到的一点皮毛去跟我先生争辩，还埋怨他不学习，嫌他不改变。我不稳定的情绪状态也影响到小女儿的成长，我的掌控欲在她身上表现得更加明显。我时常对她大声斥责，逼迫她学习，每次情绪爆发后又后悔、自责，但内心深处的傲慢与自以为是还是会三天两头冒出来。

一个偶然的机会，我刷到了脑科学博士戴戴老师的直播间。第一次听，记得老师讲"改变认知，改变情绪"，深深地触动了我。她以地铁上的小男孩为例，讲述了当我们改变了看待问题的角度，就会改变我们原有的认知，进而改变我们的情绪。故事的大意是：一个小男孩上了地铁后就开始哭泣，而且声音越来越大，旁边的人们都开始议论、埋怨起来，这时孩子的爸爸说："我也劝不了他，因为孩子的妈妈刚刚在医院去世。"这时车厢里的气氛一下子就改变了，还有人拿出了纸巾为男孩擦眼泪。我意识到，自己一直抱着旧有的认知和自以为是的态度对待家人，怎么能让家人改变呢？当我认为我先生的批评就是不爱我，孩子写作业磨蹭就是不想学习时，我根本没有考虑过他们真实的想法和感受。我一下子醍醐灌顶。

当戴戴老师讲到："不要囤书囤课啦，学以致用才是关键。"我被这位专业而且负责任的老师所吸引，在直播间立马就报名参加了入门课，我知道 9.9 元是解决不了我的问题的，刚好那天在直播间戴戴老师推出第一期"幸福教练认证班"，这就是我想要的呀，我需要学习、练习，我也想学好之后能帮助别人。我跟我先生说我要报名戴戴老师的课，还跟他说这是我学的最后一次课程。我先生看到我的坚定，没有反驳，而是说："只要你能变好那你就报名！"看到他对我充满希望的眼神，我第一次对他也充满了深深的感激。

如果早点认识戴戴老师，一定还会省下不少买书、买课花的冤枉钱。自从进了训练营，我的生活发生了翻天覆地的变化，每天学习、练习和打卡，不仅让我自己充实而满足，家人也因我的改变而改变。以前我先生下班后的第一分钟我的电话就到了，催促他回家，如果他出去吃饭那我真的会对他"夺命连环 call"，一直打到他手机关机。其实那背后都是我对自己的不自信。通过学习我看到了自己的问题所在，也理解了他的工作压力，能给他足够的空间和时间。我也明白了孩子的问题根源在于家长，只有我自己改变了孩子才能改变。

以前辅导孩子写作业时，可谓鸡飞狗跳。我吼，孩子嚷，真的是天天都鸡犬不宁。但当我做完葡萄干练习后，我也能把孩子当作葡萄干来观察了。看到她停下来，我也会想到她除了在思考，还有可能是遇到难题无从下手，面对困难的事情我也会拖延。

当我每天坚持用文字来记录自己的感受时，我看到了自己的问题，当我能够理解自己的时候，我也会站在孩子的角度去理解她。当我的觉察能力慢慢提升的时候，我能看到自己的情绪出现了，也可以把它暂停一下了。即使发火了，我也能带着一份觉察，有觉知地把情绪表达出来。之后我还能跟孩子说："妈妈生气了，那是妈妈看到你的行为产生的情绪，不是针对你这个人，妈妈永远爱你。"是的，老师一直告诉我们情绪是控制不了的，但是我们可以学习管理和用好我们的情绪。

刚开始我对一些用时较长的练习还是很抵触的，感觉很浪费时间，跟戴戴老师说："老师，我练完还是很着急！"戴戴老师说："正因为着急，我们才需要去练习呀，遇到的问题刚好就是我们练习的素材。"于是我开始用"3分钟呼吸空间"的练习，来时常提醒自己回到当下。慢慢地，我也能安下心来做长时间的练习了。

现在的我能够感受到我先生的爱，下班后他也会主动给我打电话；对于孩子，我也能更加耐心地引导和鼓励，看到她们的优点，感受到孩子学习的动力。通过一段时间的学习，我也成了一个更加成熟的妻子、更加理智的母亲。

得益于戴戴老师的教导及训练营的陪伴，我不仅掌握了课程内容，也学到了有效的方法；在训练营里，我不仅成为优秀学员，更是有幸成为戴戴老师的助教，能够更近距离地跟随老师学习、成长。

在此由衷地感谢我们亲爱的、敬爱的戴戴老师！真是三生有幸遇见您，往后余生我都愿意追随您！

管理情绪
是一项技能，
需要不断地练习
才会越来越棒。

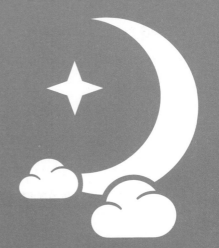

宋桂琼（静待花开）

- 科学睡眠教练
- 教师
- 正念幸福教练
- 学习动力引导师

从气出疾病，到身心健康，
管理情绪真的太重要了

我叫宋桂琼，是一名小学老师，任教有 31 年了，当过多年的班主任。现在我是戴博士训练营中的一名学员，经过学习，有了很大的收获。

我出生在一个有 6 个孩子的家庭里，上有奶奶和父母。我是家里的老小，从小在哥哥姐姐的带领下玩耍，后来哥哥姐姐们开始出门干活，我就和小伙伴们一起玩。随着年龄的增长，在一起玩的小伙伴慢慢都开始做起家务来，我也跟着主动给家里人烧洗澡水，给奶奶、爸爸、妈妈洗衣服，下午放学后烧水、煮饭，11 岁开始挑水浇菜。

上学、工作、成家，一切自然而然地进行着。表面看来顺风顺水，没啥烦恼。

我婚后更不缺吃少穿，想吃啥穿啥，我爱人很快就会买回来。公公、婆婆等家人也较识大体，尊重我，还不用我做家务。可我就是感觉不到快乐，常因为别人的一句话、一个行为闷闷不乐，有时半天不愿意说一句话，偶尔偷偷流泪，用别人的话说是"吃饱撑着了"。

工作中，有时在课堂上看见学生的某个小动作，我就被气得暴跳如雷，看到有学生打架我更是怒不可遏，静下来后就觉得累（后知后觉），当时就想：这样的日子怎么熬呀？猴年马月才能结束？

2001年，一天吃饭时，婆婆对我说："媳妇呀，你吃得也不少，还那么瘦，脖子好像也变粗了，是不是得了甲亢？"我听了一脸蒙，没太在意。不过也不敢掉以轻心，几天后我去医院做了检查，果真是患上了甲亢，各项指标都比较高，心率高达每分钟100次。我很疑惑：我能吃能睡，怎么会患上这个病呢？百思不得其解。

病了，该治还得治，我马上在本地看医生，拿了药，开始关注养生知识，注重身体健康。家人、朋友也很关心我，给了不少建议。有朋友说在省城有某某专家，已经有几十年治疗此病的经验，治好了很多人。由于担心病情被拖延留下后遗症，第二周我马上就坐早上六点的快班车到了省城，9点多挂号排队，抽血化验，等结果，拿药，中午12点完成就诊。此后每月到一次省城，复查、拿药。后来3个月、半年一次，坚持了5年。

现在，我身体的各项指标已经正常。回头看看这段经历，真不容易。

接下来是养育孩子的过程。

女儿生下来能吃能睡，一些小病我自己能处理，即使工作忙，还是快乐地度过了 6 年时光。女儿上了小学，我在开心之余，下了决心：一定要好好养育她，让她出类拔萃。

我征求女儿的意愿，先带她报了画画班，女儿学得很开心。很快，我又在女儿不太乐意的情况下连哄带骗地带她去报了舞蹈班。之后女儿忙于在学校上课、完成作业，周末忙着上兴趣班，现在想想真不轻松。记得有时女儿不乐意穿舞蹈服，就是不想去上课。我是忍着怒火装着开心哄着她穿衣服，迅速把她送到舞蹈室，最后累得心跳加速、面部紧绷。

我图的是啥？是女儿的前途，也是我的豪言壮志。这还不够，女儿小学二年级下半学期快开学时，即 2019 年 2 月，我领她到一个英语机构去试听，听完后问她："想学吗？"女儿摇摇头。我说："要不这样吧，妈妈先交钱报名，如果以后你不想学就不学。学英语多好呀，为你三年级学英语做准备，到时候有可能学得轻松一些。"女儿似懂非懂地点点头，我心里的石头落地了，大大舒了一口气（完美的安排）。

女儿更忙了，她快不快乐，我不知道，只知道她笑得越来越少，常因为学习的事和我生气。一次，女儿因为一道简单（我认为简单）的数学题不会做，问了我。我看了，就说："那么简单，还不会做，你是怎么听课的！"我说完这句话，当时也意识到不妥，肯定会让女儿难受，可是我控制不住自己，不说出来心里憋得慌。女儿听了我的话，脸憋得通红，一动不动地坐在那儿。我还不想放弃，继续解答："先把题目的关键词找出来……"女儿还没动，绷紧脸，眼里有怒火，压根就没看字。我"啪"的一巴掌打在女儿的脸上。这是我第一次打她打得那么狠，我的心在滴血。没办法，都是为了她的未来（找借口）。

女儿被打了一巴掌，愤怒至极，把作业撕烂后直接扔在地上……我沉默了，懊悔、难过地走出房间。这不就应了戴戴老师说的"情绪是1，其他一切是0"吗？日子难过啊，同时我教的班级有个需要家长陪读的学生也经常挑战我。这一年，我的甲亢复发了。

我知道，摆在我面前的是情绪问题，只有管理好情绪，母女关系才会更亲密，只有情绪好，才有利于身体健康。

解决情绪问题迫在眉睫。虽然在朋友的影响下，2016年我曾到广东的中山、广州、深圳学习，2017年到南宁学习，2020年到深圳学习，此外还学习其他网络课程，记的笔记有五六本。认知是有所提升，但是知道却做不到，怎么办？

日子还得过。不放弃学习的我在2022年年初意外刷进戴戴老师的直播间，一下子就被她"北师大脑科学博士、北大心理学博士后"的头衔吸引住了，就试着听了听。没听多久我就惊讶起来：她说的不就是我家的情况吗？戴博士不简单！她的课有料！我马上报了第一期告别情绪内耗的公开课，接着也报了亲子阅读公开课。接下来的学习就自然而然地开始了。

为了学习戴戴老师的新理念，即使我的女儿已经11岁了，我还是报了亲子阅读营。我当时就想：虽然解决亲子关系问题刻不

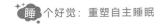

容缓，但想到孩子年龄不小了，还是先学习科学的亲子阅读的方法吧，也许还能亡羊补牢。

果不其然，女儿虽然较少录视频作业（当时女儿 11 岁了，因害羞不愿录视频），但是在我的引导下，常把做奶茶、煮面、收拾房间的过程快乐地讲出来，把看过的故事、电影、电视等情节娓娓道来（不管怎么忙，我每天在睡前都会用跟着戴戴老师学来的阅读方法引导女儿）。亲子间的紧张关系好像有了缓解。

这个过程也不轻松，要斗智斗勇，还是累！

我顺理成章地进入了正念减压训练营。2023 年 2 月，我进了第九期减压训练营，知道了要想做好事情，先要有稳定的情绪。为遵循戴戴老师说的"自己一好，天下皆好"的原则，我决定先"搞"自己，一边治病，一边听课和练习。

每天坚持练习，慢慢地打开觉察。自己那么忙，怎么安排时间呢？早上课间时间到隔壁的空房间练习，午休睡醒后练习，傍晚放学后 7 点练习完再回家，回到家后爱人也做好饭了。

课程不落下，周末不但听直播，还反复听课程，听答疑（解决了自己的许多困惑）。周末送孩子上兴趣班，我就在附近找地方听课，等孩子下课回家。

不知不觉 3 周的时间过去了，听课提升了我的科学认知，练习让我的觉察力逐渐增强。我能做到常留意家人的表情，更理解对方，说话时注意自己的语气、语调、用词，整个人变得"柔软"了许多。同时，我谨记戴戴老师说的话：对自己高要求，对别人零要求。对爱人、孩子基本没了评判和抱怨，对孩子的学习慢慢放手，可她的主动性反而越来越强（之前就是不放心，管太多，孩子不爽）。我的情绪一天比一天稳定，对事情的节奏、家里的局面更有把握了。我给自己加油，信心倍增。我彻底相信管理情绪是一项技能，需要不断地练习才会越来越棒，而不只是听课、做笔记。

第九期训练营结束后，我依然每天做练习，主要是做身体扫描练习，有情绪时就做觉察情绪的练习。平时随时觉察自己的情绪、头脑的想法和身体感受，让自己放松、安静下来。我调节情绪的能力更强了。

接下来是复训，我参加了第十二期训练营。两期训练营结束后，我的幸福指数大增，基本没有烦恼，身心愉悦，感觉生活特别美好。女儿脸上的笑容也多了，笑得越来越灿烂，变成了一个幸福快乐的孩子。

2023 年 6 ~ 8 月，我参加了"正念幸福教练认证班"的学习，获得了结业证书。2024 年 2 月，我参加了复训，对于正念的核心"有觉察、不评判、在当下"践行得更好：有情绪是正常的。我学会了认识情绪、表达情绪、管理情绪、用好情绪。感谢充满智慧的觉知，让我做事越来越专注，与人沟通时能精准地听懂别人的表达（以前很多时候我做不到专心地听对方的表达，听着听着不是慌张就是胡思乱想），从而冷静而快速、准确地回应。此外，我还提高了做事的效率，改变了以前的行动模式，尽量做到不评判，

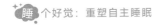

专注当下，活在当下。

让我更开心的是，安静、放松还有微微喜悦的状态让我越来越幸福。2023 年 6 月，我觉察到自己的情绪稳定、状态较好，就停掉了医生要求每天吃半粒的药。2024 年 2 月初，我去复查，所有指标正常。我心花怒放地跑回家告诉家人、朋友，他们都为我高兴。

正念让我的身心更健康，头脑更智慧，也让我的人生越发美好！感恩戴戴老师！感恩戴戴老师的团队！

负面情绪保生存，
积极情绪求发展，
情绪不分好坏，
只有合不合适。

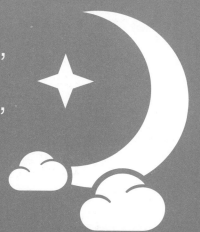

曾建荣

- 科学睡眠教练
- 36 年教育工作者 / 副研究员
- 高级家庭教育指导师
- 高级正念幸福教练

退休后，我做情绪的主人

年年岁岁，岁岁年年，弹指一挥间，一晃我已工作 36 年了。2017 年 10 月底，当我把所有的工作交接完毕时，工作负担完全卸掉，我感到整个人无比的轻松。当我拿到退休证时，我的内心无比平静。我终于正式退休了！

退休前，我是一名教育工作者，从事教育项目管理、业务培训工作和资助育人课题研究指导工作等。我主持并参与省级教育科学"十二五"规划 A 类 4 个课题的研究工作；主持并参与市级教育科学"十二五"规划资助专项 14 个课题的研究指导工作；等等。由于工作繁重，任务艰巨，经常加班，吃饭也常常没个准时，日积月累，让人疲惫不堪，我感到精疲力竭，常常伴有胃部、腰部、肩颈部疼痛，有时脾气也非常暴躁。

由于工作压力很大，对孩子的教育管得也少，给予孩子的陪伴更少。虽然家人和孩子都很理解我，从不说我什么，也很支持我的工作，但我一直以来还是感到特别内疚。就这样，着急、担心的情绪常常伴随着我的工作和生活，我有时感到特别无力。

退休后，我想系统学习家庭教育、心理学等方面的专业知识，提升自己，解决存在的情绪问题，拉近亲子关系。2022 年 4 月，通过互联网我偶然刷到了戴戴老师的直播间，被她的"北大心理学博士后、北师大脑科学博士和承担国家级的课题项目"的标签所吸引，觉得她很有"料"。就这样，我跟着戴戴老师开启了我人生情绪管理的系统课程学习。在此，我愿意与大家分享我的学习与收获。

一、找到幸福密码，收获幸福的自我

在看戴戴老师的直播时，我直接购买了 3 节公开课。课程学习完毕后，直接刷新了我对情绪和情绪管理的认知，我了解了大脑的本能，对大脑杏仁核、前额叶有了初步的了解。原来负面情绪是人类进化的本能，负面情绪保生存，积极情绪求发展。情绪不分好坏，只有合不合适。情绪不是靠"控制"来管理的，而是运用正念"有觉察、不评判、在当下"的九字原则来改变自己的认知，改变情绪，这是情绪管理的底层逻辑。

我很喜欢戴戴老师讲课的风格。2022 年 5 月，我又毫不犹豫地报名了第二期的 8 周"告别情绪内耗训练营"的课程，并参加了第四期 8 周训练营复训。在训练营里，戴戴老师从脑科学、心理学、神经医学等维度讲情绪，把难懂的专业知识用通俗易懂的语言讲出来，让我很容易理解，接受也快。经过 16 周的课程学习和觉察正面情绪、觉察负面情绪、觉察平静情绪、葡萄干练习、温情呼吸练习、无选择觉察、觉察内心的渴求、身体扫描练习、正念自我激励、善待自我练习、安住在当下等正念练习后，我提升了认知，改变了以前很多"自以为"的情绪看法，正确认识了自己的情绪。现在无论遇到什么事或问题，当觉察到自己有着急、紧张情绪时，我都能运用正念三原则冷静处理。若遇到一时解决不了的，我也会按下暂停键，让"子弹"先飞一会儿，学会接纳，不再纠结，不再自责内耗，收获了正念"有觉察、不评判、在当下"的能力，掌握了自己情绪的主动权。情绪稳定后，我体验到了内心平静、微微喜悦、身心合一的感觉。现在同事、朋友见到我，都夸我状态比在职时好。

正念，让我找到了自我幸福的密码：自己一好，天下皆好！与此同时，我的情绪越来越稳定，我的睡眠质量也越来越高。过去一旦遇到一些难以处理的生活、工作上的事情，我就会很着急，晚上无法停止大脑中的胡思乱想，难以入睡，身心疲惫。现在我能接纳当下的事情暂时不能处理好的事实，能综合运用觉察呼吸、觉察情绪、觉察声音、身体扫描等正念基础练习调节自己，让大脑安静，让身心放松，确保先睡个好觉。

二、边界感更清晰，收获幸福的家庭

为了打牢正念基本功，2022 年 9 月，我又报名了"正念幸福教练认证班"的课程，接着又报名了第三期、第四期睡眠课的复训。在第十二课"正念养育——冲突／爱／边界感"的学习中，我了解了家庭亲子关系之间冲突、爱和边界的问题。我知道孩子是独立的个体，要让他拥有自己的独立空间，但在他的一些重大选择上我还是忍不住给他太多的建议，总是担心这担心那，不想让他受委屈，走太多的弯路……我认为这就是爱他。时间久了，彼此缺乏交流，我无知无觉地侵犯了孩子的边界。

正念三原则让我看到原生家庭教育的问题。我改变了许多"自以为"的错误行为，家庭关系边界感更清晰了。通过学习，我能运用"有觉察、不评判、在当下"的正念三原则，正确面对养育过程中的冲突、爱、边界感和未来的问题，理解孩子、接纳孩子，让孩子拥有自主权，构建和谐的家庭环境，开启自己的正念人生。当遇到孩子工作不顺心等问题时，我不再像以前那样随意给孩子贴标签，急于给他太多的建议，而是保持平静的心态，先倾听孩子的想法，了解孩子的真实需求，给予支持，助力孩子想办法独立解决问题。我的每一点细小的改变，都能被孩子看见。孩子夸我：亲切，没有控制欲，是一位情绪稳定的妈妈。

现在我们家庭成员之间相互尊重、相互理解，孩子有事愿意主动与我沟通，亲子关系融洽，家里的氛围越来越好。我真正体会到保持清晰的家庭关系边界感，是"自己一好，家人皆好"的法宝。

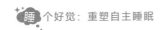

三、不忘初心愿景，收获幸福的圈子

坚持终身学习，在"渡人渡己，渡有缘人，渡自助人"的理念指导下，2022 年 9 月，在戴戴老师"让中国十万个家庭拥有幸福的能力"的教育情怀和使命的感染下，我报名参加了"超预期成长学苑"线上课程的学习，并通过面试，成为第一期学员。

在这里，我又认识了琳琳老师、小新老师……认识了很多"超预期"的战友，认识了很多爱学习的朋友，他们来自全国各行各业，有的是大学老师，有的是中小学老师，有的是教育工作者，有的是医护人员，有的是财务工作者，有的是人力资源管理工作者，有的是全职妈妈……他们大多数人的年龄都在 50 岁以上，我见证了很多朋友的改变和成长，真的很感动。

在这里，我看到每一位老师的无私奉献，每一位战友"学＋习"的干劲儿，老师全情投入的爱和战友互帮互助的精神，让我特别受益。

在这里，我收获了满满的正能量，这就是我的幸福圈子。我喜欢这个大家庭里的每一位老师、战友和同学。

在这里，我从一个互联网"小白"，学到了现阶段流行的互联网运营、短视频运营、视频剪辑、文案编辑、社交平台及短视频网站等基本操作技能。虽然我现在的技术还不够熟练，做得还不够好，但我相信自己在老师和同学的帮助下，只要坚持不懈，通过不断的重复、重复、再重复的"学＋习"，会取得更好的成绩。

在这里，我参与了短视频运营、直播、助教等工作。通过互联网宣传情绪与身心健康的重要性，传递正能量，传递快乐，传递幸福。

在这里，正念让我成为自己情绪的主人，有力量，有能力，变成更好的自己。我愿意加入"以一人笑传万人笑，终至百万家幸福"的事业中，成为"太阳人"，做一名合格的正念幸福教练，为这一伟大目标的实现，贡献自己微薄的力量，帮助更多的家庭拥有幸福的能力。

只要天天练习，
就会让正念融入
我们的生活，
让我们的生活中
处处有正念！

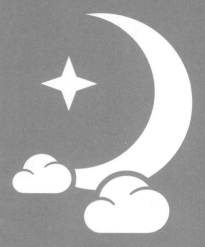

徐礼国 (皖宜山)

- 科学睡眠教练
- 正念幸福教练
- 心理咨询师
- 高考志愿规划师

生活处处有正念

正念冥想，这个源自佛教的冥想方法如今已融入我的生活。在认识戴戴老师之前，我是一名经营传统生意的个体户，同时也是一个有着焦虑情绪的人。

回想前十几年我们处在人口红利的年代，整个经济环境也好，什么生意都比较好做。随着互联网的崛起，传统生意越来越难做，我也变得越来越焦虑。屋漏偏逢连夜雨，前几年不景气的市场，更加让我焦头烂额，一天瞎忙下来，也没见什么业绩，还成天担心这担心那，并且觉得浑身都累。在这期间我接触了心理学，学了一段时间后，感觉也能说出个所以然，但为什么在自己身上见效如此之慢呢？

就在我为生活感到焦头烂额的时候，2022 年 8 月的一个早晨，我像往常一样快速地刷着短视频，突然，一个主播吸引了我的眼球，她笑得非常自然，而且正在聊着有关情绪的话题，说人有八大类情绪，比如胡思乱想、暴躁易怒、发完火之后后悔自责等，这不就是在说我目前的状态吗？当时的我还是希望自己能快速变好，就报名了情绪内耗的公开课跟着学习。

在课程中，戴戴老师说：在情绪管理上，先要认识情绪，才能管理好情绪。她告诉我们情绪是怎样来的，有哪几种，比如人在被侵犯时，才会愤怒；恐惧不见得是坏事，心情低落是有所失去之后的保护机制；消极情绪求生存，积极情绪求发展，情绪本身没有好坏对错之分，只有合不合适；等等。这些我平时没有听过的理念，她用个把小时说出来，我却觉得非常有道理，而且普通人能听明白。更重要的是，她说大脑的结构是可以改变的，这惊到了我，我压根没听说过，想都不敢想呀，自己真是井底之蛙呀！

在公开课上，戴戴老师带领我们用正念方法吃葡萄干，这种吃法让我开了眼界。后来在训练营的身体扫描的练习中，我才真正领教了正念冥想的魅力！在20多分钟的练习中，我竟然不知不觉地睡着了，而且练习后心情有说不出的舒爽。戴戴老师说这是因为正念冥想能使我们大脑安静、身体放松。戴戴老师说只要听话照做，好处多多。只要天天练习就会让正念融入我们的生活，让我们的生活中处处有正念。戴戴老师总结的正念的核心是"有觉察、不评判、在当下"，她认为正念是一种状态，也是一种技能，只要是技能就得重复地练，重复才能成功。知识在现在很容易获得，但要将其转化为自己的技能就要不断地练习。"一分习，九分练"，在跟戴戴老师练习的一年多的时间里，我感觉自己在遇到烦心事时，发无明火的次数减少了，经常愿意去多听，用心地去倾听，这让我有了更多思考的时间，哪怕只有几秒钟，我也不再那

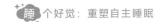

么着急了，想发的火也就熄了。慢慢地，我多了一分从容，少了一分急促。在跟孩子聊天时也不使用"强盗逻辑"了，也不再说"这些都是为你好""你现在不听以后会后悔的"之类的话了。

儿孙自有儿孙福，当下我最重要的任务是把自己变成一束光，照亮孩子。我也经常会找准时机，鼓励孩子多去表达自己，让他们发表自己对某些事情的看法，多去陈述事实。记得孩子曾跟我说，我进她的房间从敲门到进门的时间太短了，那我就多停留几秒钟，让她有个心理准备。他们获得了尊重，也愿意跟家长多说话，我们之间交流的障碍也越来越少，家庭氛围其乐融融。在干家务活上，在认识戴戴老师之前我是极少洗碗的，现在只要我在家，洗碗的活基本就是我来做，我也是自愿去做。我也经常跟同学、朋友分享戴戴老师的课程，前两天一位朋友还写了一首诗分享给我：

正念生活

正念生活心自安，淡看世间起波澜。

花开花落皆成景，云卷云舒任天然。

一念清明万物显，万般纷扰化尘烟。

此生若得长如此，不羡神仙不羡仙。

感恩遇见戴戴老师，让我们的生活中处处有正念，让我们活成一束光，变成小太阳！

一个真正的强者，
内在是温和
而平静的。
当内心
真正强大起来，
外在就会变得柔软。

霄霄

- 科学睡眠教练
- 数据人
- 正念幸福教练
- 职场宝妈

何以解忧，唯有正念

　　我是霄霄，是一个 6 岁男孩的妈妈，有幸在 2023 年 12 月加入戴戴老师团队，主要负责数据整理分析、助教、后端承接类工作。

　　认识戴戴老师是在 2019 年年初的一个学习社群中，当时戴戴老师作为指导老师给中奖的学员进行答疑，我很荣幸得到她的指点，她对问题的解答一语中的。戴戴老师在我心中是神一样的人物，拥有亮眼的标签：北大心理学博士后、北师大脑科学博士。她在创业前一直在高校里做科研，做科研的人最为严谨，所以她讲课的内容均来自一线科研结果、被证实有用的信息，加上她真诚、务实的作风，课程内容让学员一学就会，并能落地执行，是真真切切能给学员带来帮助的。她还有一个更厉害的技能是"说人话"，不管多么专业的术语从她嘴里讲出来都可以让下至 3 岁的小朋友、上至 80 多岁的老人听得明明白白、拿来就用。自此我的内心刮起了追随戴戴老师学习的海风。我一边认真跟她学习，一边尽己所能帮助她、支持她，最终有幸成为她可以交付后背的人。

认识戴戴老师以后，她的课程我会毫不犹豫地第一时间报名参加，如用书侠（教会大家如何高效读书、用书）、亲子阅读训练营（其前身是小小用书侠、中文阶梯阅读训练营，让用户通过亲子阅读，教会 0 ~ 10 岁的孩子听、说、读、写的能力）、玩具会员（绝版课程，以玩具为媒介与孩子互动，增强孩子的思考、动手、解决问题等各方面的能力）、正念训练营（解决学员的情绪与睡眠问题）、幸福全家桶（解决学员与原生家庭、孩子、爱人三代人之间关系的问题）。通过跟随戴戴老师学习，我个人的认知能力、学习能力、思考能力都得到了很大的提升，亲子阅读从孩子 1 岁开始至今坚持了 5 年，从未间断。而让我最受益，也让整个家庭受益的课程就是正念课程，它解决了我着急易怒、家庭关系紧张的问题。

为什么这样说呢？我和先生一直分居两地工作，加上我不愿意做全职妈妈。2018 年年初，我休完产假以后，孩子就一直跟着我在我的工作所在地生活。白天我上班时，爷爷搭把手带一下，下班后孩子的吃喝拉撒睡，做饭、打扫卫生等这些日常琐事全部落在了我一个人身上。孩子几个月大的时候，经常半夜哭闹，我只能强忍困意起身抱着孩子在家里来回踱步哄睡，早上再顶着惺忪的睡眼，爬起来泡奶、给奶瓶消毒、给爷爷交代注意事项，然后上班。长期如此，导致我严重睡眠不足，看什么都不顺眼，只能憋着或者忍着。那时候我根本没有意识到自己出问题了，稀里糊涂地每天重复着这样的日子。

  孩子 2 岁多的时候，爷爷回了老家，为了让孩子留在我身边，我只能将孩子送到幼儿园托管。我每天早上快 6 点起床收拾好自己，准备好早餐、泡好奶，然后叫孩子起床，送他到幼儿园，我再赶着去上班。下午下班后，我再急匆匆赶到幼儿园接孩子。晚上等孩子睡后，我才有喘口气的机会。这个时候也 10 点多了，属于我自己的时间非常有限。我希望自己能有所成长，2019 年，我开始报名各种课程，在孩子睡后的有限时间里，拖着快耗完电量的躯体继续听课提升自己。

  周末休息时，孩子就像 502 一样粘在了我身上，很多时候我一手炒菜，一手抱着孩子。加上我主业工作节奏紧张，压力也比较大，报的课程也没多少时间去学习，内心就变得更加拧巴。我的耐心被消磨得一干二净，情绪问题开始变得更加严重，一点点小事就能引起一场大"火"，经常打电话把我先生臭骂一顿或者吼身边的孩子。吼完后，我又会陷入后悔自责中，对自己进行第二次伤害，就这样一直恶性循环。这种状态持续了 3 年多的时间，我的身体亮起了红灯，去医院检查后，发现身体上有两个地方出现了问题，需要定期复查。医生告知，这都是我太焦虑的缘故，平时要保持心情舒畅，多运动，少胡思乱想。我心想：道理我都懂，可我做不到啊。然后医生给我开了一种抗焦虑的药片，建议每天吃一片，持续吃 6 个月。我吃了两个半月的药时，戴戴老师在 2022 年 3 月推出了正念减压训练营（现在训练营的名字叫"心情好，睡得香"），我报名参加后，果断把药停了，因为我从课程中知道了药物治疗是必要的，但只依靠药物治疗是不行的。

我跟着训练营的步伐慢慢练习。最初练习时，我真是一脸蒙的状态，心想：只是坐那儿跟着老师的音频去觉察，什么事情都不用干？觉察情绪、葡萄干练习、觉察想法、觉察声音、觉察呼吸、身体扫描、正念倾听、正念游戏……做这些时有些疑惑与无聊。出于对戴戴老师的信任与强烈解决自己的问题的决心，我每天坚持练习。经过第一周的觉察情绪与葡萄干练习后，我的情绪在不知不觉间有了明显的变化，由原来的事后自责后悔的状态转变为不再自责后悔。当时我还无比开心地与戴戴老师分享了我的这个变化。尝到了甜头，我后续练习的劲头十足，中午下班午休时间练，晚上睡前练，最终成为优秀学员，走上了助教之路。因为自己淋过雨，总想为别人撑把伞。

经过长期练习后我发现，自己在发火时呼吸会变得急促，语速会变快，说话嗓门会变大，脑袋有点涨，胸口发闷，小肚子微微胀痛，这些"情绪识别物"让我能快速觉察到自己当下的状态，然后不再被情绪牵着鼻子走。

我也彻底明白了自己忍不住发火的原因——压力过大，我将发火变成了发泄压力的唯一出口。事实上，发完火后压力更大。压力是我的行为触发物，发火的瞬间让我感到很爽，这种爽感就成了一种强化，一时发火一时爽，但是一直发火可没办法一直爽啊。该解决的问题没解决，却把孩子、先生搞得遍体鳞伤。

现在通过学习，我知道不能一味地压抑自己，要想消除一种不良行为，并不是靠咬牙忍着，而是要搞清楚根源，然后用新的行为方式来代替。现在意识到自己要发火时，我会用呼吸练习与身体扫描来代替：每当我觉察到我的语气变了，想要发火时，我就会开始调整呼吸，先深呼吸，然后将意识拉到呼吸上，觉察呼吸慢慢由急促变为正常，觉察身体慢慢由紧绷变为放松。就这样不一会儿，心中的怒火就会慢慢消散。

当我这样慢慢改变之后，孩子也不像之前一样小心翼翼，他不再担心妈妈的"暴风雨"了。戴戴老师曾经说过，妈妈狮子大吼，孩子瑟瑟发抖，说的就是以前我家的样子。那个在我面前瑟瑟发抖的孩子，让我真的是既心疼又无助。不过，现在因为我的改变，孩子内心充满安全感，甚至会在我想要发火的时候大胆地说："妈妈，你生气了吗？你笑笑不行吗？"看到这么懂事的孩子，我哪还忍心发火啊，反而被他逗乐了。爱人也直说我的脾气温和多了，面对我时，心里不再像之前一样有很大的压迫感了。

这段练习经历，让我明白了戴戴老师经常说的强者思维：一个真正的强者，内在是温和而平静的。外表的强势，都是为了掩饰内心的无力。当内心真正强大起来，外在就会变得柔软。以前因为自己太弱，只会拿孩子、爱人撒气；现在我变强大了，发现很多事情压根也不值得生气，反而会看见很多孩子的可爱之处。我还把呼吸练习教给了孩子。孩子有鼻炎，以前每次在洗鼻子前，他都很抗拒，但是自从我学会了如何面对痛苦，我便也教会孩子去面对那些不舒服的感觉。现在洗鼻子之前他会说："妈妈，我有点紧张和害怕，我先深呼吸 3 次，然后你再帮我洗吧。"我深感欣慰。

我经常也会回想，练习正念后，我像换了一个人，变成了一个向上发展的人。我的孩子、家庭关系也真的如戴戴老师所讲，因为我的改变而自然而然地改变了。

如果你也想拥有这个能力，那你一定要来学习正念。在自己身上使劲儿，其他关系自然而然就变好了。因为"自己一好，天下皆好"。

父母是
孩子的镜子，
孩子是
父母的影子，
我们彼此照见。

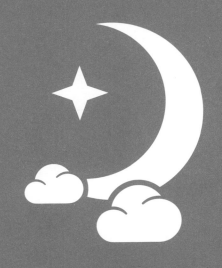

芯 慧

- 科学睡眠教练
- 会计师
- 正念幸福教练

孩子真的是父母的影子吗

　　有句话说，父母是孩子的镜子，孩子是父母的影子。儿子10岁了，在他8岁以前我可是半点也没在他身上看见自己的影子，他这脾气性格、这学习态度、写的这字，哪有我的影子啊？

　　从会说"不好""不要"开始，仿佛这两个词就住在了他嘴里，张口就来。吃饭穿衣时说"不好、不要"，想带他玩个游戏时也说"不好、不要"，主意超大，玩啥要按他的规则来。后来孩子看《小猪佩奇》，我最喜欢听的就是佩奇说"好的，妈妈"。有一天，孩子突然说了句"好的，妈妈"，把我激动坏了，这句话真是太美妙了！可是很快，他的兴趣转移了，不再看《小猪佩奇》了，被儿子顶心顶肺的日子依然照旧。

　　困惑的我不断在各种育儿书籍里找"解药"。可是，我以为的可以照书养娃的日子并没有到来。我从书上学来的方法、妙招，在面对孩子的时候要么被气得全忘了，要么就是感觉遇到铁板一块，压根无效。

　　孩子在一年级寒假时开始在家里上网课。每天看着他拖拉磨蹭，开小差，不认真，字写得像鬼画符一样，我就一肚子火，学过的育儿方法早就被丢到了九霄云外，只连吼带凶、简单粗暴地想让孩子听话，可是这不但没效果，还引起了孩子的反抗："以后只要是妈妈说的我都不听！"我小时候乖巧懂事，我妈可省心了，怎么这孩子没半点像我呢？

极度挫败的我从书本转战到各个平台继续学习。2022 年 3 月的一天，我在视频号上刷到了戴戴老师的直播。老师的专业能力和背景让我留在了直播间，我越听越兴奋，这位老师讲得太好了，句句都落到我的心坎里。

戴戴说："知道做不到，缺的就是一个字：练！"

有道理。我立刻报名了 9.9 元的入门课。入门课里，戴戴老师从脑科学、心理学、遗传学等角度讲解的情绪知识，完全颠覆了我以往对情绪的认知。通过戴戴老师对正念系统科学的讲解，我意识到，我那忍不住爆发的"火"，能通过正念练习从物理层面得到改变。

戴戴说："大脑是一切心理与行为活动的生理基础。"

正念练习能改变大脑，这岂不是最本质的改变吗？这个方法应该有用。课后我又查了一些相关书籍和资料，更坚定了我要通过正念练习彻底改变自己的想法。我随即报名了训练营，跟着老师从每天 5 分钟的练习开始，学习把"有觉察、不评判、在当下"的正念状态融入生活。

戴戴说："觉察是一切改变的基础，有觉察才能有暂停，有暂停才能有选择，有选择才能更好地应对生活中的各种问题。"

经过 8 周的练习，我对这句话有了深刻的体会。我从原来一看到孩子拖拉磨蹭就冒火，渐渐能做到觉察自己快要发火了，赶紧按下暂停键，思考判断应该如何应对当下的状况，才能更有效地解决问题。原来劈头盖脸对孩子一顿训斥的状况基本没有了。这时我发现孩子与我对抗的状况也少了，我变了，孩子也变了。我这才开始越来越多地觉察到，孩子的很多反应与言行里都有我的影子。我原来看不见孩子身上有我的影子，是因为我一直处在无知无觉的状态中，处在自以为"为了孩子好"的执念中。透过孩子身上的我的影子，我也越来越了解自己、接纳自己，也更接纳孩子了。

戴戴说："这个世界上绝大多数的痛苦，都是因为评判造成的。"

打开觉察之后要练习的就是去除评判心。我还清楚地记得第一次听戴戴老师在直播间讲"有觉察、不评判、在当下"的时候，我留言说：不评判太难了！戴戴老师回答说："是的，我们生活在一个强评判的环境中，要去除评判是很难，所以要练。"当时我还不太明白，这怎么练呢？直到我参加了训练营复训，再次做觉察声音练习，突然发现自己能做到"听，就只是听"之后，我惊喜地发现自己的评判减少了。

那个惊喜来自一天上午，孩子的数学老师打来电话，说孩子交上去的作业都没写完，之前的错题也没改正，要提醒孩子注意。

这是我第一次接到老师的"投诉"电话，要是以前我肯定会生出不满和抱怨的情绪：这个孩子，竟然作业都没做完，还敢交上去，整天就想着玩儿，心思都不在学习上……等孩子回来少不了一顿数落。可是那天我接完电话，内心很平静，我还特意觉察了一下，发现我就是很平静，并没有生气，因为我看到的就是孩子没写完作业这件事，不评判好坏对错，只考虑如何处理这件事。孩子中午回到家，我跟孩子说："今天数学老师来电话说你作业没做完就交上去了，你记得把它补完，还有之前的错题要改过来。"孩子也平静地回答我说好的。然后事情就结束了，我自己都有些奇怪，我怎么这么平静呢？难道说是我这段时间的正念练习，让我的杏仁核变安静了？我赶紧到群里去问戴戴老师，得到了老师肯定的回复，还送了我一个比喻：挑了一个月的水，再拿起重重的宝剑突然觉得好轻盈，好不可思议啊！是的，就是这个感觉！

这件事情让我体验到，没有评判就不会产生情绪，不情绪化地看待问题，才能有效解决问题。如果我像以前那样把孩子说一顿，孩子肯定会有情绪，反而会因为生气而不把作业补完。以前我学了那么多方法、妙招都没用，也不是方法不好，是自己没有打开觉察、放下评判，没有如实如是地看见孩子、看见事情，而是陷到情绪里去了。我很庆幸在孩子青春期之前遇到了戴戴老师，她改变了我和孩子的人生走向。

戴戴说："孩子的问题，根源在父母。"

是的，父母改变了，孩子自然就会跟着改变。当我的情绪越来越稳定，越来越少地去评判孩子，孩子也越来越放松，状态越来越好，我们的亲子关系也日益改善。

父母是孩子的镜子，孩子是父母的影子，我们彼此照见。愿余生有觉察、不评判、在当下地生活。

我看见了孩子，
看见了另一半，
不评判的能力
提升了，情绪
越来越稳定。

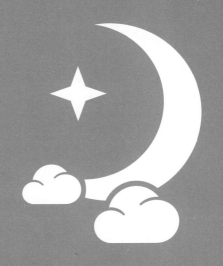

汤 想

- 科学睡眠教练
- 正面管教家长讲师
- 正念幸福教练
- 健康管理师

做家里的定海神针
——我的情绪管理学习蜕变历程

2014 年，我的女儿出生了，我除了喜悦，还有担心，毕竟自己是第一次当妈妈，没有任何经验，担心自己做不了一个好妈妈。尽管在孕期我就开始学习高级育婴师课程，想着能够在孩子出生以后，自己可以从容地"照书养"。

理想很丰满，现实很骨感，学习的那些知识，就是无法运用在我女儿身上。期待的从容淡定"照书养"没有到来，鸡飞狗跳的日子倒是让我差点崩溃。女儿从小就是妥妥的"睡渣"，每天"充电 5 分钟，待机 2 小时"，而且一放下就立马醒。就这样好不容易熬到女儿可以上幼儿园了，我以为好日子就要来了，可是这个时候我发现孩子的需求也升级了。每天一看到我下班回来，她就妈妈、妈妈喊个不停，脑袋里有十万个为什么，想法越来越多，脾气也越来越暴躁，我感觉自己越来越招架不住了，用尽"洪荒之力"，也无法控制住自己不吼孩子，吼完又会后悔、自责，陷入恶性循环。

　　为了实现不吼不叫轻松育儿的美好理想，我开始了付费学习，线上的、线下的课程都学过，也取得了正面管教讲师资格证，但是面对孩子犯错的时候，我仍然控制不住自己。那些对别人很有用的方法，关键时刻我就抛到了脑后。

　　为了时刻提醒自己，我在卧室、客厅及餐桌旁、冰箱上，都贴上了不要发火，对孩子要有耐心的妙招，甚至让孩子和爱人用各种手势提醒，或者让我直接离开现场。但是过不了 3 秒，一看到孩子犯错，那个大嗓门妈妈就出现了，拉都拉不住，亲子关系一度非常糟糕，家里也是争吵不断、鸡飞狗跳。

　　2019 年，机缘巧合下我在一个线上学习社群里认识了戴戴老师，立马被戴戴老师的标签所吸引。"北大心理学博士后""北师大脑科学博士"，看到这么顶尖的教育背景，我就想着要靠近她。跟着戴戴老师学习了用书侠和亲子阅读训练营的课程，每个课程的效果都是超预期的，学完就可以用起来。当时我其实就想着戴戴老师如果能推出情绪管理的课程就好了。2022 年 5 月，看到戴戴老师推出了新的课程，正是我一直期待的情绪管理课，我别提有多兴奋了。我毫不犹豫报名了公开课，然后学习训练营课程，紧接着是学习睡眠课。尽管我在这之前学习了很多课程，但并没有什么好的效果，家里人也经常说脾气是改不了的、是天生的，学了那么多有什么用呢？但是我仍然想给自己一个机会，毕竟错过的成本比试错的成本高太多了。而且戴戴老师说：**好妈妈造福家族三代人**。坏情绪是会遗传的，我不允许因为我自己，给我女

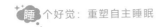

儿带来这样的伤害。

第一节课，我就被刷新了认知，原来情绪管理能力好的人，不是不会发脾气；原来生气、愤怒还这么有用；原来我容易发脾气是因为我的杏仁核过度活跃；对孩子发脾气的原因是我的时间和精力被侵犯了……

戴戴老师从脑科学、心理学、遗传学的角度，把晦涩难懂的专业知识，用最通俗易懂的语言讲出来，我仿佛打开了新世界的大门。而且困扰了我很久的，我学了那么多方法却丝毫不起作用的原因，不是我的能力不行，只是因为我没有学到根上，没有理解自己、理解情绪，只是一味地去追求方法。离开了心法的支撑，没有明白背后的原理，只有招式，难怪在遇到挑战时就无法运用。

训练营里，戴戴老师让我们从练习打开觉察开始，她说有了觉察能力，才有改变的基础。做葡萄干练习时，我第一次做的时候并没有什么感觉，心里有些着急，但是戴戴老师说，没有感觉也是一种感觉，觉察能力的打开是需要练习的，要循序渐进。于是我不再怀疑自己，也不和其他人比，就和自己比。就这样一点点积累，到了第四周的时候，我感觉我好像"通"了。当我女儿犯错时，我看见了她内心的害怕，不会和以前一样上来就发火、批评，而是和她沟通，了解她这样做的原因，然后我们一起商量解决方案。

印象最深的是有一次孩子期中考试结束，把卷子拿回来让家长签字，当我看到试卷上的分数，和那道我认为非常简单的题目及错误的答案时，我竟然没有发火。而是笑着问我女儿对那道题是怎么思考的，当我用这个表情和语气说话的时候，我女儿也是一愣，她预期中的批评、指责都没有发生，而是这么平和的讨论。我女儿当时就和我说："妈妈，你真的变了，看来戴戴阿姨真的很厉害，你也很厉害。以后我也会向我身边的朋友介绍你学的课程，让他们的妈妈也来学习一下。你不知道每到开学考试，我的那些好朋友们有多惨，他们的妈妈只会盯着分数，不会管他们内心怎么想。"当我听到我女儿说这句话的时候，我真的特别庆幸我选择了跟随戴戴老师学习。

8周的训练营结束后，我的觉察能力越来越强，我看见了孩子，看见了另一半，不评判的能力提升了，情绪越来越稳定，亲子关系越来越好，对另一半的挑剔、指责也越来越少，每周都会有属于我们的特殊时光。

孩子爸说："你好了，我们全家都好了。"

我女儿的闺密来我们家看到我和我女儿的相处，对我女儿说："好羡慕你啊，你妈妈对你好好啊，都是笑着和你说话的，我妈妈要是这样就好了。"

特别感谢戴戴老师，能把那些晦涩难懂的专业知识，讲得生动有趣、通俗易懂，而且让我从知道到做到，破除了我学不会管理情绪的魔咒，成为一个情绪稳定的妈妈。我好了，全家都好了。

也希望我的经历、我的改变，可以分享给身边更多的妈妈们。希望大家都可以拥有稳定的情绪，拥有良好的亲子关系、亲密关系，做家里的定海神针！

把关注点
放在自己身上，
改变认知，
放下评判的
有色眼镜时，
才能看到真相。

任 桂 英

- · 科学睡眠教练
- · 国企职员
- · 高级健康管理师
- · 高级正念幸福教练

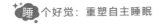

正念提升幸福感

2019年7月，女儿大学毕业后直接入职某互联网公司，一下离开家这么远，我和我爱人去送她，想看看这家公司什么样。这也是孩子真正离开我们、独立生活的开始，我的内心五味杂陈。

女儿从小喜欢画画，写作业的间隙也要在书本上画上一幅小插画，简单勾勒几笔就栩栩如生。看她这么喜欢，每个假期我都在美术班给她报名学一个假期。她很喜欢也很开心，没有压力，没有要求，就以这么放松去玩的心态，把画画学成了她的特长。

在高三的时候，女儿决定考美术类艺术院校，我虽然早有这个备选方案，却没有想让她直接走艺术的道路。但女儿想得很清楚，也做好了这个准备。我尊重她的想法，支持她的决定。

在学习和备考过程中，女儿爆发出了潜力，以优异的成绩考入了大学。在大学学习期间，她丝毫没有放松，在老师的工作室提高绘画应用能力，又跟着国际上有知名度的绘画老师在线上学习绘画技巧。所以在入职准备过程中，她通过层层筛选，顺利获得国内知名公司的录用信。

　　我们带着女儿熟悉了一下公司和住处周围的环境，带她去景点玩了几天，帮她收拾好生活用品。我们还看了离公司比较近的房源，为了让孩子安居乐业，打算付个首付先把房子买下来。给女儿转了 10 万元的付定金款，我们就开始筹备房款了。

　　回到家以后，我们在筹备房款的时候遇到了问题，曾借出去的钱拿不回来。女儿这边的工作也有些不顺，女儿一打电话，她心情不好，我也难受，她哭，我就心疼。我一下子陷入了极度痛苦的忧虑中，每天晚上翻来覆去睡不着觉，各种焦虑、悔恨、怨恨、烦躁、痛苦接踵而来，每天闷闷不乐。这种状态持续了两个多月，我的身体开始出现了问题。

　　喘气时我的心脏会感觉憋闷，胸闷气短，上车的时候会抽动地疼，需要侧着身子挪进车座，前胸后背都疼，深呼吸的时候也会疼。此外，我掉头发严重，洗头发的时候，一下掉下来一大绺，当时看得我吃惊不已。尽管我的发量很多，但几次洗头发都出现这种情况，我也不免开始担心自己会秃。后来我洗头发的时候把掉下来的头发捋顺，大致数了数，有 200 多根。我曾想着把掉下来的头发收集起来，以后也许植发的时候会用得上……

　　我开始调整自己的状态，不能一直这样下去，钱要不回来这件事没法马上解决，把自己愁出病来也于事无补，反而因小失大，自己的健康没有人会为此负责。还是要先把事情放一放。

　　女儿每次和我打电话说工作的事，我都心跳加速、又急又恼。急的是自己帮不上忙，恼的是感觉女儿的想法不对，劝她她也不

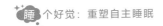

听。我就在这样的情绪中煎熬了很长时间。此后，我开始关注心理学知识，寻求解决之道。

2022年10月26日是一个周三，大数据在我最需要的时候精准地把戴戴老师的直播间推送给我，我立即被吸引了。戴戴老师的公开课让我收获很大。戴戴老师有真才实学，专业功底深厚，善良纯朴，不施粉黛，亲切自然，接地气。我一下就喜欢上了戴戴老师，可以说是对她"一见钟情"。

入门课上，戴戴老师用葡萄干教我们如何练习觉察力。觉察完葡萄干，她话锋一转，迁移到了孩子身上："如果你的孩子是一颗小葡萄干，你有像刚才观察葡萄干那样去了解过你的孩子吗？"一语惊醒梦中人，是啊，我其实从来都没有好好了解过我的孩子啊！

戴戴老师紧接着说的每一句话都直击我的内心："你真的看到你的孩子了吗？你知道孩子内心的深层次需求吗？你理解你的孩子吗？你给过你的孩子足够的爱、陪伴、快乐和成就感吗？你给过你的孩子足够的理解、尊重和支持吗？……"

句句扎心，又直击要害！

我一直都在用我的想法去对待孩子，可是却从来没有真正了解过她到底是怎么想的。我立即决定跟着戴戴老师学习，心想一定能解决我的困扰，处理好我和孩子的亲子关系，真正地帮到孩子。

以前我总觉得自己是妈妈，就总是用"你要这样，不能那样"

的说教方式去要求女儿改变她的想法和做法。跟着戴戴老师学习后，我开始看到自己内心的傲慢，总是这么高高在上的，怎么可能走进女儿心里去呢？

要透过外在觉察内心，并不是一件容易的事。但是好在戴戴老师从具体简单的练习教起，再慢慢增加难度，再加上对课程知识内容的讲解，在经过大量的觉察练习后，我开始关注并且慢慢学会看见女儿内心真正的需求。

现在，在女儿遇到想不通、处理不好的工作关系和人际关系的情况时，我不会一上来就说个没完了，我会先停下来，用老师教的正念倾听去觉察她内心真正的需求，真正帮助她理清思路。

我也会把戴戴老师教我的觉察能力分享给女儿。我教她去觉察自己的想法与能力的关系：想做，有能力做。首选。/想做，目前不会做。是否需要努力习得？/不想做，会做。是改变想法，还是遵从内心？/不想做，不会做。是否值得为此改变想法，为此努力？

当我放下评判，静下心来用正念去倾听，把她的心情不好当回事，听她倾诉，理解她的工作压力，理解她的痛苦，共情她的情绪，陪伴着她的时候，这对于女儿来说，是被看见、被理解的，她的心情也慢慢好了起来。女儿搂着我的脖子说，妈妈真好！

我还通过边界感的练习，放下了控制欲，不过多参与她的生活，适时放手。现在女儿非常愿意和我聊天，说妈妈的变化太大了，以前分明是两个严厉的"爸爸"。现在才是一个爸爸一个

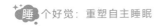

妈妈。

在情绪睡眠课程中，戴戴老师有一句话一下触动了我。戴戴老师经过全面的分析，让我们明白了婚姻的真相，原来不幸福的婚姻是常态而不是病态，而幸福的婚姻是要努力经营出来的。我选择，我喜欢，我负责。改变预期，接纳自己，接纳家人。

我深刻地体会到，把关注点放在自己身上，改变认知，放下评判的有色眼镜时，才能看到真相。我和我爱人的关系也更加和谐了。

我的父母都已近 90 岁高龄，基本是 80% ~ 90% 的失能老人，照顾父母需要强大的内心和体力、精力。打开觉察力之后，觉察带来理解，理解带来和解。

我的父母共育有 5 个儿女，8 个孙辈，谈感情，基本没有。在这样的原生家庭中，父母的行为习惯、和子女不良的关系，给我带来的是无力感、孤独感。

学习完原生家庭的课程，最重要的是让我明白了归因不归罪。我开始看到父母那个时代的局限性，开始理解他们的难处，也开始思考他们和子女的关系为什么会是这样。哪些是我能做的，哪些是我尽力就好。

人一旦开始学习，才会从原来无知无觉的惯性中走出来，才能站在更高的视角看到全貌。现在我用包容的心态理解父母、理解哥嫂。

家庭关系中，未经他人苦，莫劝他人善。尊重他人命运，不入他人因果。允许一切应如是。

我的人生要如何去安排？怎样才能活得久和过得好？怎样才算是幸福的晚年？在父母身边照顾他们两年多来，我也有了新的思考。

在照顾好父母，自己问心无愧的同时，我更懂得了如何照顾好自己。

以前的我，经常自我否定、自卑、纠结内耗、内核不稳，处于身心分离的状态。学习以后，我接纳了自己的不完美。呼吸练习和身体扫描练习让我把注意力放在自己身上，我以前从未这样关注过自己的真实感受，从未和自己和谐相处。从以前的身心分离达到现在身心合一的状态，大脑安静，身体放松，睡眠好了，多年说梦话的毛病也好了。胸闷、脱发都好起来了。情绪稳定，不再内耗，我相信自己能平稳度过更年期。

不知不觉间，我能理智处理关系问题，整个人放松下来，不紧绷了。对别人多了理解、鼓励和赞美。**认知决定思维，思维决定行动，行动带来结果**。改变认知，改变行为。明确以后努力的方向，成为被别人需要、能帮到别人、有价值的人。

我所有的改变，不梳理不知道，一梳理才发现原来自己改变了好多。

那么这些改变都是如何发生的呢？那就要来说说我们的学习过程了。我觉得戴戴老师的课程最不一样的地方，就是学知识、习技能，有学有练才能有真改变。

还有课程的分享环节，你尽可能把你的苦恼、遭遇、心里话如实地表达出来。在这里，你不需要担心有人会笑话你、小看你；在这里，也许有人和你有一样的遭遇，所有的人都会理解你，你会在这里得到共情和同理心，在这里得到巨大的社会支持。你值得被看见！

跟着戴戴老师学习和练习了 1 年多时间，就这么学着、练着、分享着、讨论着，不知不觉所有的关系都发生了变化。真的是自己一好，天下皆好！

非常感谢戴戴老师！我也一直被戴戴老师大爱的情怀深深吸引着。我会一直跟随戴戴老师学习，因为自己受益了，所以也想贡献自己的力量，让这个世界因为我而变得美好一点，再美好一点，共同去完成我们的人生使命：带领 100 万中国家庭拥有幸福的能力！

情绪是只猴，
猴就是上蹿下跳的，
可以通过一次
又一次锻炼，
把它拉回来。

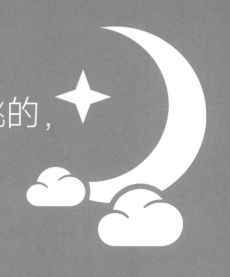

押花姐

- 科学睡眠教练
- 在广州经营城市民宿
- 3 年残疾人中心公益手工老师
- 连续创业 18 年的外贸企业创始人

青春期和更年期

我是押花姐，一个普通的"70后"，很高兴在戴戴老师的这本书中跟大家认识。

与戴戴老师的课堂结缘纯属偶然。原本并未打算参加 G3 课程的我，在同学的邀请下，调整了时间来到这里。然而，人生总是充满意外，邀请我的同学因为家中有事未能前来。但正是这次机缘巧合，让我遇到了一些优秀的小伙伴。

跟前两次大课 G1 和 G2 不同，G3 是个小课。海峰老师的 G3 课程的内容更注重个人 IP 打造和实操：首先开场介绍自己，每人 3 分钟。作为一个前世界 500 强的企业高管，一个已经连续创业十几年的"老司机"，我也曾无数次发言，当我开场介绍自己的时候，一般就是讲自己的标签，自己的 3 件有成就的事，把讲过无数遍的话讲完就行了。但是不知怎么回事，拿起话筒那一刻，在广州智障残疾人团队中教手工培训这两年的公益活动的一些图像突然就出现在我的脑海里。想到那些花费了自己人生大半辈子精力照顾孩子的父母，平时风雨无阻接送孩子上课，无怨无悔地陪孩子一起上手工课，因为这些孩子的心智跟常人稍微有些不同，上课会有自虐现象，所以需要家长陪同。想到那些看上去比同龄人苍老的父母，他们在孩子的事情上做出了多大的牺牲，奉献了自己多少的岁月，这份父母的"工作期限"一直要到自己人生的终点。作为两个孩子的妈妈，想到这些，发言的时候我突然就泪奔了，就这样在情绪失控的几分钟里我讲了残疾人手工这项公益活动的各个事项，并且发言过程中一直还无法控制自己的情绪，当时我也搞不懂自己为什么会突然情绪激动。

课后我收到了戴戴老师帮我录制的发言视频，也认识了不少优秀的伙伴。我了解到戴戴老师是北师大脑科学博士，研究人们如何通过调整情绪，促进睡眠，提升人生幸福感。我还了解到情绪是只猴，猴就是上蹿下跳的，可以通过一次又一次锻炼把它拉回来。

我家中刚好有一个刚进入青春期的女儿，因为抗拒上我给她报的课外班，经常说想离开这个世界。经过几次激烈的情绪爆发，我终于抱着对她不抱任何期望的心态，也怕逼得紧了孩子会做出失控的行为，专门约心理医生看了两次，最终的结果是孩子没什么问题，主要是我的问题：我把自己的期望压在孩子的身上，不了解孩子的喜好。确实，孩子从 4 岁开始就周转在不同的培训机构，天河、越秀、荔湾、萝岗、黄埔，上过的课程有中国舞、拉丁舞、画画、陶艺、长笛、打击乐、口才、书法……只要打听到有好的老师，我就给她报名，让她试试，寻找她的特长，生怕她输在起跑线上。自从跟着戴戴老师学习后，我降低了对孩子的期望值，她的兴趣课陆陆续续都停了，最终只留下了长笛课。就这样半年以后，以前喊着叫着才肯出门，磨磨蹭蹭基本没有一节课准时到的女儿，现在也不用催了，都是自己一个人去上课。

曾经的我们以为，发脾气是我们的心胸不够宽广，心眼太小，是太矫情，同样我们认为，很多脾气爆发的问题，其实最终是自己的情绪在作怪。比如同样是打呼噜，我们成人认为打呼噜是一件很讨人厌的事情，但是在孩子的耳中，可能就是他的睡眠交响曲。同样的声音，有的人认为是噪声，有的人却从中听出了动人的旋律。所有的事情都有两面性，同样，情绪也有两面性。

作为一个"70后"，我身边有关系比较好的比我小的女性朋友，她刚好进入女性第三个阶段——更年期，家中孩子即将高考，一点鸡毛蒜皮的事情，家庭大战就会上演，折腾着要离婚，怎么劝都不行，家人之间闹得不可开交。也因为这样的问题，她的女儿成绩下滑，被学校请家长，但是朋友还是我行我素，每天非要跟她先生斗个你死我活。因为每天接受着朋友的苦水，我在心里提醒自己千万不要变成这种更年期的女人。

曾经我一直认为更年期是一个不好的名词，是个贬义词，但是后来我在课程中了解到，更年期相当于人体的第二个青春期，它是因为人体激素的分泌波动和下降引起的。青春期、孕产期、更年期是大多数女性必须经过的三个人生阶段，当其中一个到来时，就会出现情绪问题、睡眠问题、潮热问题，有些人还会出现内分泌问题、心血管问题、骨头疼问题等。更年期其实不等于更年期综合征，更年期的痛苦多来源于对身体和心理变化的不接受。

有部电视剧叫《青春期撞上更年期》，其中有句台词是"当青春期遇到更年期，犹如一场人生的风暴"。更年期是人生中一段特别的旅程，我们不仅要面对生理上的变化，还要应对心理上的挑战。但只要经历过这些风暴，我们就能更好地理解自己，更好地生活。

通过葡萄干练习、身体扫描练习等，我了解了情绪管理，明白了怎样在我人生的后半场积极调整情绪，让幸福指数提升；学会了跟青春期的女儿相处，简单来说其实就是倾听，孩子对这个世界充满好奇，她在不断探索这个世界，作为一个成年人，我的主要任务就是倾听，不是干预，孩子的健康平安、快乐成长才是最重要的。

希望大家都能从这本书中找到属于自己的人生智慧，爱自己，遇见更好的自己。

所有的灾难
都是巨变，
所有的美好
都是慢慢发生。

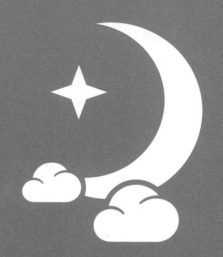

瑷 岳

- 科学睡眠教练
- 高级职业园长
- 正念幸福教练
- 心理咨询师

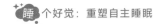

拐角处就是重生

　　我是瑗岳，来自四川自贡，是戴戴老师第四期亲子阅读训练营、第二十八期告别情绪内耗入门课、第十期幸福减压训练营、第三期和第四期睡眠课的学员，已获得正念幸福教练证书。

　　从身心分离，变成身心合一。

　　回首自己一路积极工作、积极学习、不断改进调整，成就了我的幼教梦。热爱促使我在农村待了二十几年。民办幼儿园在时代的需求下兴起，遍地开花，是时代洪流中的一道风景线。很多专业的幼教人兴起民办幼儿园，为学前教育的匮乏做出有益的补充。为了给农村幼儿们提供更好的入园条件，为了适应当下的要求，我不断改建和扩建幼儿园，加大投资。农村的幼儿园收费很低，收入仅能解决我自己和其他老师的就业和温饱问题。想想那时我把自己活成了钢铁侠，都没有关注过自己的身体状况。

　　2020年，我们园关闭了整整半年。我的压力增大，睡觉越来越少，睡眠质量差，易醒多梦。7月份，一场噩梦袭来，我病倒了。那时我静静地躺在病床上，有一个多月，心情都很低落。睡觉越来越少，夜晚睡眠时长越来越短，7月3日晚上我几乎躺在床上通宵没合眼。7月4日，我进入市第四人民医院，查出身患重疾，同时有贫血、高钾、高血压及甲减。那时我每天一想到自己的身体状况就会哭，想想幼儿园也会哭，随时随地潸然泪下。经过一周的思考，我开始振作起来，规范治疗，疏通心理，自我成长。我一边用心理学知识梳理自己，一边解决教师的转园就业问题。我尝试看心理学图书、线上线下购课学习、接受专业心理辅导，想让自己走出情绪泥潭。

老师都是跟了我十年多的，我们既是同事又是朋友。她们把所有的工作担下，让我安心养心养身。老师们暖暖的爱，忠心的跟随，让我感动。可时代在前进，我不能耽搁她们。于是我一边静养，一边找出路，解决老师们的就业问题。一切安排好后，我满以为自己的情绪问题会随之得到改善，却事与愿违。

在家休养期间，看见家里人的一些所谓的不好的习惯和行为，我就冒火，会觉得这里不合意，那里不合心。现在想想，这都是自己的问题，总是不好好爱自己。跟戴戴老师学习后，我才知道，所有的关系都是自我关系。曾经的我陷入评判中，以自己的标准或者说是教师的标准要求别人。其实换位思考，站在对方的角度去想问题，一切都能理解。戴戴老师说：觉察带来理解，理解带来和解。打开觉察是第一步，通过训练营和全家桶的学习，我与自己和解了。自我关系是一切关系的前提，和自己和解，也就是和家庭和解；理解了自己，也就理解了家人。

2022 年"双 12"那天，感谢视频号平台的推荐让我刷到了脑科学博士戴戴的直播间。当时戴戴老师灿烂的微笑、高大上的背书，以及直播间所讲的内容，给我留下了深刻的印象。她讲的很多都是我之前思考的问题，于是我做了规划后，购买了戴戴老师所有的课程，开启学习改变之路。我每天浸泡在课程中，所有的美好慢慢发生了。

学习了告别情绪内耗的课程后，我理解了情绪是什么、为什么产生、怎么解决，体验到了让人感觉幸福、满足的葡萄干练习，理解了情绪问题的四大阶段。

在阅读训练营的学习中，我理解到孩子现在为什么学习能力不够。录视频打卡时，我不敢看自己的样子，才真正体会到孩子为什么会害怕。视频中我的语气、语调就是教师，不是妈妈。戴戴老师说："孩子的问题根源在于家长，解决孩子的问题要先'换'个妈。"我被"扎心"了，放下老师的姿态，虔诚学习、练习。陪伴孩子阅读时，我转换自己的角色，慢慢地学会做孩子的梯子，积极关注孩子的需求。

此后，我报了幸福教练认证课。先学习幸福减压训练营。戴戴老师说："学习是两件事：学加习，一分学，九分习。幸福减压训练的核心原则是九字原则'有觉察、不评判、在当下'，破除心魔就胜利了一半。"我把戴戴老师说的一字一句装在心里，并用来鞭策自己。第一周、第二周觉察想法、声音、情绪时，我都没有什么感觉，只是跟着戴戴老师做练习。戴戴老师预防针打在前，要求我们建立合理的预期，不高估短期努力的效果，也不低估长期努力的效果。所以练习时我是放低预期的。练，只是练，一直记住没有感觉也是一种感觉。觉察呼吸时我开始体会到一呼一吸间那种放松的感觉。第一次做身体扫描练习时我就睡着了，而后我每天都会练一遍身体扫描。戴戴老师提出一个观点：建立幸福的法宝就是构建正念心态。理解存在模式和行动模式，同时区分事实和想法。强调打开觉察是第一步，先找到情绪识别物，并借葡萄干讲解如何打开：就是从具体到抽象的理解，体会自己在吃葡萄干时的身体和情绪感受。在第四周练习时我基本上就能睡到早上五点半到六点，大概六个多小时。

而后每天都能稳定地睡六个多小时。从无知无觉到有知有觉，所有的改变就从打开觉察开始了。在医院里治疗时，我会练习正念应对疼痛，和疼痛对话，体会身体的感觉，加上呼吸练习，在一吸一呼的过程中与痛共舞。

年前我的眼睛动了一个小手术，当时打了麻药，但我明显感觉痛得厉害，再加上恐惧跳出来"保护"我，我心跳、呼吸加快，额头冒汗，心慌。医生也引导我专注在呼吸上，一呼一吸间我慢慢地得到放松。通过做了一年的身体扫描练习和呼吸练习，我的血压稳定在 140 左右，现在只吃一颗半降压药就行了，而没有做练习前我要吃 3 ~ 4 种降压药，一天要吃两三次才能稳定到这个状态。

戴戴老师经常说，所有的灾难都是巨变，所有的美好都是慢慢发生。相信拐角处就是重生，重建心念，修心修行，允许一切应如是。

感谢我的先生和父母。感谢戴戴老师，感谢团队一直以来的陪伴、支持、付出。

情绪力、睡眠力
和幸福力都是
一种能力。

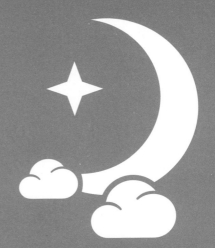

悦 平

- 科学睡眠教练
- 高级健康管理师
- 家庭教育指导师

致您的一封信

——以动力为马

大家好！

敬请期待接下来的内容吧！因为脑科学博士戴戴老师能用 5 分钟让您拥有好睡眠；因为从"族豪"圈外人成为"族豪"圈内人整整花了 25 年的悦平老师；因为每一位不同的老师。当然，还有此时此刻正在翻阅此书的每一位有缘人。

"族豪"有三层含义：慢慢足够好，有能力祝大家好，成为家族、民族的自豪。未来的你们都是各行各业的大咖！

我是悦平老师，10 年的数学学科带头人，别人眼中的董事太太，俩娃的妈，始终坚信只有能照顾好自己的人，才能征服世界。我还是高级健康管理师，目前有 15 年的经验，帮助了一批批人更好地管理健康。至今 1 月 1 期的健康幸福论坛，我们走过了 126 期，1 月 1 期的幸福研习读书会，我们也举办了 100 多期。现在很荣幸作为戴戴老师的学生，也是第一批科学睡眠教练，加上 10 年教学经验，15 年深耕健康管理，成为胜任情绪力、睡眠力、幸福力管理的优秀教练是我的极致追求。

祝福每一位有缘人都能悦对平凡、书写非凡！

今天我给大家带来一个故事，主题是"以动力为马"，希望大家骑上各自的情绪力、睡眠力、幸福力这三大战马，创造一个个属于自己的传奇故事。

这个故事讲的是好莱坞大牌动作影星史泰龙。史泰龙文化水平不高，人不帅，是一个穷小子，最初在动物园里清扫狮笼，在戏院里当服务生。工作5年后，视野开阔了，他希望成为电影明星。他有了梦想，有了动力，也敢为梦想守候，为动力举步。可见动力也可以在工作中挖掘，在工作时悄悄发展、壮大。当时，好莱坞大约有500多家电影公司，他找来电影公司的花名册，一个个地跑去推荐自己。可是一句句讽刺、挖苦、嘲笑、瞧不起的话语汹涌而来。

"你这个样子，怎么可能成为电影演员呢？""算了吧，我们才不会要你。""走远一点，这里不是你做梦的地方。"……所有人都拒绝了他。但是史泰龙不服，他始终告诉自己要坚持，鼓足勇气，继续推荐自己。500多家电影公司再走一遍，结果还是一样，全部拒绝了他。说辞还是一样的："你死了这条心吧！""不要再来了，我们公司不欢迎你！"但过了一段时间，史泰龙又来了，人们不耐烦地说："你怎么又来了？"史泰龙没有气馁，他时刻提升自己。他说："这次不一样，我带来了剧本，名叫《洛奇》。"有人翻了翻，马上还给了他，还有人看也不看，就连人带剧本地把他给轰了出去。幸好他依然没有被击败，依然没有停止推荐自己的行为。皇天不负有心人，当他自荐 1600 次左右时，终于有人愿意出钱买他的剧本，可是不让他当主演。史泰龙坚定地说："不，我必须当主演！"他在一次次面对失败中渐渐强大起来。他有能力对选择他的人说"不"了。他继续敲门，继续尝试，直到第1855 次时，他终于如愿以偿，主演了他自己创作的电影《洛奇》。

史泰龙一炮走红，成为超级巨星。

这个故事是否已经留在了大家的脑海里？史泰龙追求梦想的动力涌泉是什么呢？请大家默想一下，接下来要迎来故事的高潮。

能静下心来阅读的朋友们，相信都是对自己有要求，对自己心中渴望的样子有期待、有动力的人，但现实生活中，信用卡越刷越多，父母越来越老，自己越来越力不从心……挺过来是不是有些难？互联网一波又一波的好课跟不上？娃不好带？"鸡娃"路上"妖怪"重重？工作、生活不仅忙还乱？情绪问题？睡眠问题？幸福感知力问题？我们依然坚定做自己吗？努力了 1 遍、2 遍、3 遍……愿意像史泰龙那样坚持 1855 遍吗？

只要心中梦想依旧在，学习的脚步依然坚定，守护好梦想的目标依然清晰，就不要轻易放弃。但认识钢琴并不能直接会弹钢琴，想游泳并不能直接会游泳，知道和有意愿的背后还需要大量的练习。情绪力、睡眠力和幸福力都是一种能力，加上动力，坚持练习，就能重新认识自己，重新认识大脑，对能力有全新的认知。

认识戴戴老师之前，我学习了 15 年的健康理论，有一定的理论和实践经验，但对别人讲解情绪力、睡眠力和幸福力有时要用两周时间，对方还是理解不了。认识戴戴老师后，我认真学习，今年的我居然用零碎的时间就能把知识体系构思好，清晰地讲给别人听。我还用正念的力量来梳理"一分学、九分练"的理论，对如何练就情绪管理能力、优质睡眠能力、幸福感知力更胸有成竹。

正如戴戴老师传达的"顶天立地"，"顶天"在于探索人类科学知识的边界；"立地"在于把研究成果应用推广到实际生活中去。

让我们也认认真真去做"立地"的事。

我为每个有缘人、有志人能睡好觉，用心开启一个个"1855"秘籍。

睡个好觉，我们一起加油！

最后引用戴戴老师的九字真言"有觉察、不评判、在当下"，希望今天的这个故事和戴戴老师都能成为大家心中的动力点燃师，助力大家前行。

让我们以动力为马，极致追求，用情绪力、睡眠力和幸福力燃烧我们的青春，创造美好生活的每一天。

祝福大家！

感谢大家阅读此信！

当我们有觉知、
不评判地活在当下，
做事情时
就很容易出现
心流的感觉。

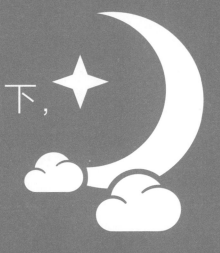

蔚 蓝

- 科学睡眠教练
- 心理咨询师
- 心偶高级疗愈师

"解药"的力量

认识戴戴老师是一次偶然的机遇，她是一位我非常喜欢的老师给推荐过来的。第一次进入戴戴老师的直播间，我就被她深深地吸引了。那到底是什么吸引了我呢？我猜想可能是她爽朗的笑声、渊博的知识，或许是她深入浅出的授课风格，也有可能是一种莫名直觉，觉得她可能是我的解药。

我从 2018 年开始学习心理学知识和课程，起初是因为孩子刚上小学，那段时间我感到很痛苦，甚至以为孩子出了问题。每天辅导孩子写作业，我都感到心口发痛，觉得如果再这样下去，我自己会先垮掉。其实，是我太过焦虑了。之后，虽然我感觉自己学到了很多，但无法将知识应用起来，我感到一种无力感，突然意识到这也是一种焦虑。焦虑似乎不是我一个人的专利，它好像是这个时代的产物，太多人都在焦虑。只是大家焦虑的程度和应对方式不同。幸运的是，正念对于缓解焦虑和情绪压力简直是太有效了，科学实验已经证明了它的功效。

其实，现在我感觉自己的生活已经轻松了很多，夫妻关系、

亲子关系、与父母和公婆的关系，以及与周围人的关系都发生了
很大的变化。我很享受与亲人、朋友甚至是陌生人的互动和沟通。
但我仍然会感到焦虑。让我们用戴戴老师的理论来分析一下自
己吧。

当我陷入莫名的痛苦时，比如心烦意乱地逃避选择，比如迟
迟不交付工作，比如明明不饿却非要吃撑……这些时候，我处于
一种无知无觉的状态，我需要进行正念练习——让自己有觉知。

通过正念练习，与自己建立联系，觉察自己的身体、情绪和
状态，静下心来与自己相处一会儿，看看我在逃避什么，感受此
刻的心烦意乱，与它共处一会儿。想一想：是否真的是工作让我
不想交付？为什么会这样？为什么明明不饿却想吃东西？是真的
饿了还是受到情绪的影响？是哪种情绪？我能否表达情绪，还是
情绪在控制我？通过一次次的正念练习，你会发现，"有觉知"真
的是一件宝贵的礼物。

不评判是第二件宝贵的礼物。事前无知无觉，事后却后悔自
责，这是我们大多数人的常态。有觉知可以解决事前无知无觉的
问题，而不评判则是后悔、自责的解药。评判似乎是我们生活中
的必需品：上学时会被评价是否是好学生，工作时会被评价是否
是好员工，当领导后会被评价是否是好领导，老了之后可能会被
评价是否是好爷爷、好奶奶。我们的生活充满了评判，但裁判是
谁？是否存在标准呢？仔细品味，哪有什么标准答案，每个人的
价值观不同，生活环境不同，生活经历也不同，每个人都有自己

的选择，生活中的问题似乎很难找到一个标准答案。然而我们似乎明白，却很难做到，这时也许你需要一个又一个的正念练习，让不评判出现在你想要评判的声音中。

当我们有觉知、不评判地活在当下，感受此时此刻的身体、情绪，全身心地与当下的自己融为一体，去做事情时，很容易出现心流的感觉，做起来开心、轻松、高效，也许这就是正念带给我们的另一件小礼物。

正念是什么？在戴戴老师的书中，你会找到答案。我之前接触过正念，也读过相关的书，为什么会再次被戴戴老师的课程深深地吸引？这个问题让我们一起来回答吧。相信我，读完此书，你一定会找到答案。

每一个人都要
相信自己有能力、
有实力改变未来。

变 变

- 科学睡眠教练
- 戴戴团队助教负责人
- 戴戴团队公域负责人
- 绘画心理学督导师
- 二宝妈妈

从"小白"到助教负责人，我见证了什么

大家好，我是变变，是一位"90后"二宝妈妈，当全职妈妈5年多，只有中专学历的我，通过3年多的时间，跟着戴博士，改变了自己，并见证了学员及各位助教老师在训练营的改变。

一、我和我的孩子们的改变

2020年，当了5年多全职妈妈的我，随着孩子们上了小学，开始寻找工作和学习机会，经朋友推荐，报名了戴博士的课程。因为学历低，怕理解不到位，每节课我都是前两遍先听，听了三四遍才写复盘。我跟着戴博士学习了她所有的课程。

我是训练营第一期的学员（写稿的时候已经开展到第二十期），第一期学习的时候，看到群里的小伙伴，这个提个问题，那个问个为什么，而我，不知道问什么，不知道怎么问，再一次陷入纠结，我连提问都不会；甚至在这个同学这儿改变了，那个同学那儿改变了的时候，我还是蒙的，我也在做正念练习

呀，为啥没效果？是课的问题吗？可很多人都有了改变，是我不行吗？

直到有同学问到了类似的问题，戴博士是这么回答的：不要高估短期努力的效果，也不要低估长期努力的效果；成为高手的秘诀是重复、重复、再重复。

2个月的训练营，我上了1个多月的时候还是蒙的，更多的时候是羡慕这个同学婆媳关系变好了，那个同学亲子关系改善了，这个同学睡眠变好了……我也每天都在做练习啊，为啥就是不行呢？

质疑声再次在心中响起。有时候我都不敢多想，因为越想越容易否定自己。

戴博士教过我们：每个人都有不同的"花期"，学习改变的速度也都不一样，做好合理预期，用自己的方式陪伴自己成长。

否定自己的声音再一次被摁下去了。而此刻的我，选择了相信及听话照做，直到快结营，我终于熬出头了，有了点感觉，察觉到自己的脾气和对孩子的状态。

接下来我开始一期一期坚持地学习。在训练营的练习中，我带着6岁的儿子和8岁的女儿，一起坐在阳台上，沐浴在阳光下，对比着3个人手中形状、颜色不一样的葡萄干，细细地品尝它们带给我们的味道，是嘴里左边传过来的甜味，还是右边传过来的？有时候6岁的儿子调皮捣蛋，特别快地吃下。我还会带孩子们正念吃草莓、巧克力等。

两个孩子起冲突，"是姐姐先欺负我的""是弟弟先打我的"……战役过后，肯定有个孩子得哭。我把原来抱在怀里的安慰，换成姐姐弟弟自创的正念练习之冰棒巧克力呼吸法：细细地闻一闻巧克力的香甜，用大口的气来吹动冰棒。

慢慢地，孩子们把正念练习融入自己的生活中，孩子们的情绪也在悄无声息地改变着……

二、开启见证学员改变之路

我在持续学习（参加了第一期、第二期、第四期训练营）中改变，在第五期训练营的时候当组长，小组里有和青春期子女关系紧张的妈妈，有不知道如何和年迈的父母沟通的大哥，有怀孕的宝妈，还有当了奶奶／姥姥的阿姨们……

我想帮助大家，却不知道怎么做。其实那个时候的我还没有得到官方的面试。我去小程序里偷偷看大家打卡，按照所有人的名字一个人、一个人地搜，找到他们的打卡记录，都看一遍。我观察到每个人都在面对不同的问题，很多人其实已经有了一定的进步，而离最好的状态还有一段距离，他们会有一些灰心、迷茫，或者练习的时候没有感觉等问题，于是我尝试用自己的方式来陪伴大家。

我帮助一个控制不好自己的情绪、遇到问题容易发火的妈妈在两个月的时间里成为孩子的好朋友，告别家里鸡飞狗跳的生活。

她是一位来自北京的小伙伴，参加训练营的时候正在居家。每天面对两个男孩子，他们总是互相招惹，弄得她烦躁不堪。

刚开始她练习觉察情绪，当孩子再次争吵，情绪涌上头的时候，她只是做到了发现情绪，但是还是会控制不好。我感觉到了她想变好却没有做到时的紧张。我鼓励她慢慢来。刚学两天，她就已经做到了觉察情绪，这就是进步。

有了这样的合理预期，她慢慢地在这个过程中发现了自己的改变。

觉察声音的时候，她给我发了一条消息：听到老师的指导语，我是迷茫的，任由这些声音在脑袋里回响，顺其自然。我感觉我理解得有点肤浅了。

我感受到她在学习的时候产生了一些迷茫，告诉她，我们都经历了 30 多年学习如何去定义声音，突然间不定义声音了，肯定做不到。我们可以把自己想象成外星人，单纯地去听声音的物理属性，只听它的速度、频率、大小。如果我们忍不住去给它命名，也允许我们做不到，需要慢慢改变。我们会陪你一起。她感受到了鼓励和支持的力量，知道自己前进的方向是正确的。

刚开始学习正念沟通的时候，她因为很难做到和她先生不争吵而苦恼。我看到了一个很努力的人因为没有达到目标而着急的样子。我告诉她刚开始做，如实地去观察她先生这颗"大葡萄干"，去倾听他讲的内容，去感受他的情绪状态，只要坚持下去，未来和他的沟通会更顺畅。有了希望和信心，她更坚定地行动起来。

时不时看到她分享的对她先生态度的改变，我发自内心地恭喜她，替她开心。

经过 2 个月的学习，她结营的时候这样说："之前我给自己的定义是：我是急性子，遇事紧张，脾气急躁。通过 8 周的练习，我慢慢改变了，遇事看本质，沟通先观察。有觉察、不评判、在当下。家里的鸡飞狗跳没有了，夫妻关系、亲子关系都很和谐。感谢戴戴老师及变变的帮助，没想到我有了这么大的进步。"

还有一位孕期的妈妈，因为生病，呼吸不畅，晚上难以入睡。看到她的打卡，我好想抱抱她。孕期的苦，让我们这些妈妈更加伟大。我及时鼓励她，给予她力量："你的身体正在慢慢地恢复，为你感到开心。病痛终将过去，会有越来越多的阳光去照耀这个坚强的你。"

在陪伴的过程中，小组里面每一位小伙伴的打卡我都会看，在小程序里点评，在小组群里"夸奖"。

戴着戴博士讲的"有色"眼镜，用一双发现美的眼睛，去寻找大家在学习、打卡中的进步、改变、提升。看着大家的打卡，有的时候我自己也很受启发，会把这种感受如实地向大家表达出来："你的这个打卡让我发现居然还能这样。"

我觉得每个人都值得拥有美好的未来，我觉得每个人都值得看见自己好的地方。

慢慢地，打卡的小伙伴越来越多，越来越多的人愿意在小组群里分享自己的感受和收获。在这个我们一起携手的过程中，不断有小伙伴在群里分享他的令人惊喜的改变。

看到组员在大群里的互动，我也会在小组群里再次"表扬"：不仅勇敢提出自己的疑问，这个问题的讨论和回答也帮到了很多同学。当同学一次次被看到后，他会更愿意去表达他的想法、他的疑惑。

当然，在这 2 个月的时光里，也有很多同学坚持了一段时间，没有效果，想放弃。

我会在小组群里分享当年我学习一个半月没有感觉的状态，但是因为那一刻的坚持才有了现在可以指导他们的我。我也会把我看到的努力坚持、正能量的话分享给大家。做打卡练习的时候，我会像朋友一样，邀请大家一起在群里探讨你做正念练习时吃的香蕉，他做正念练习时吃的苹果，我做正念练习时吃的草莓。

我也会带领大家在嘈杂混乱的节奏中，给自己一段 5 分钟的放松时间，一起去感受正念的力量。

每一周的颁奖，我都特别激动。看着短短 1 周的时间里，很多小伙伴实打实地改变了：变得更关心自己了，和家人的关系也变好了。每次颁奖，除了鼓励那些获奖的同学，我也会给那些未获奖的同学打气。

就这样，一天一天的坚持，一段一段的打卡点评，一次又一

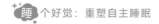

次的鼓励和陪伴，带来了我们小组人员的蜕变。

到结营的时候，我们小组单独开了"小灶"会议，一起去讲述这两个月的改变，去倾听他人的成长。

结营的时候，我收到大把的感谢信。看到群里小伙伴们满屏的"谢谢你（变变）的一路陪伴和支持，我们才有今天的成长"而感动落泪。此刻，我们更像一家人，彼此携手改变未来。

远在日本的小伙伴结营的时候这样说："这 2 个月中，有一个月非常忙碌，可是我终究坚持下来了，很感谢有这样的缘分和大家相识。再次感恩。"

群里的阿姨说："特别感谢变变组长的看见、陪伴和鼓励，正是你的回应让我感到被接纳、被欢迎。"

还有小伙伴说："学和习真的很重要，真的很感谢你一直陪伴着我，真的给了我很大的勇气，让我觉得自己不再是孤身一人。这样的成长方式我太喜欢了。"

甚至小伙伴们复训没有分到一个小组时，会专门来找我：

"我没有跟着你，你去哪里了，组长？"

"当时分组完了，我就赶紧看了一下，没有在你的组里，真的是有点遗憾，想着能不能调到你的组里呢，后来听戴戴老师说不行，也就没开口和你说。"

哪怕我的学历不是小组中最高的，但我足够努力，我希望每一个人都要相信自己有能力、有实力去改变未来。而在这里我们可以携手并肩一起走向幸福生活。

也是因为有了这 2 个月的努力，有了大家的反馈，我在第七期的时候荣幸地成为第二批助教。

三、见证助教 / 学习的改变之路

有了一期期助教带班经验，第十期再次升级，我成为戴博士助教团队负责人之一，开始带领助教老师们服务学员。

为让更多的学员得到我们的支持，我开始把我带班的经验分享给我们的助教老师们：每周的课程打卡提醒、听课提醒，鼓励打气的正能量话术，一颗相信学员一定有力量改变未来的心。

在打卡练习中，各位助教老师也会戴着"有色"眼镜，发现学员们打卡中的进步、改变，给予学员鼓励和支持，并适时给他们一定的指导。

在做助教负责人的过程中，我会观察打卡的数据，和助教老师们了解学员们目前存在的问题，思考和讨论如何给予学员更好的支持，让更多的学员动起来。

我也会鼓励助教老师们把自己当年学习时的困惑和感受分享到群里。甚至可以和学员们一起去打卡，像朋友、闺密一样，去分享自己在正念过程中的心得感受。

在这个过程中我"退居二线"，去看所有学员的情况，去成为助教老师们背后的支持。在一次次和助教老师们的沟通中，我看到了学员们的改变。在一期期结营的时候，都有满屏的"感谢各

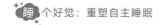

位助教老师"。

我也看到了特别多的助教老师的改变。

他们说："您的建议太好了，大家给了我回复，我很开心，要继续加油，争取拿奖。"

"记得刚入助教班，我懵懵懂懂、小心翼翼，只记得你跟我说你是我坚强的大后方，无论有什么事你都在，因此我也就大胆地做了，谢谢你给我的力量和勇气。在一整期带学员的过程中，我看到了学员的改变，开始慢慢能正视学员提出的问题，体会到了陪伴的意义，收获了很多……一两句话根本总结不了。所以，非常感谢能在助教班遇见变变，遇见优秀的伙伴们。"

"你真是个特别优秀的领导者，特别善于激励别人、鼓励别人、看到对方的优点，而且你的心胸特别宽广，且乐于助人。"

四、助教老师们的梦想

见证了正念训练营这一路的改变，从第一期几十人，到现在每一期的几百人，我从开始什么也不懂的"小白"到一期期地学习成为一名助教，再到一期期陪伴学员成长，最终成为助教负责人。

我和我们助教团队的梦想是：一起帮助 100 万个中国家庭拥有幸福的能力！在这个过程中，做好学员的强大后方，在学习的过程中给他们支持和力量。期待更多的人在这里种下一颗颗正念的种子，用一次次锻炼出的力量，去解决一个个问题。愿更多人走向幸福的人生！